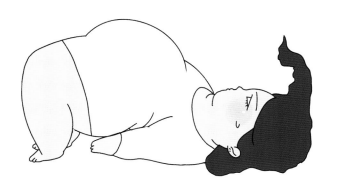

瑜伽女神

优 雅 瘦

LuLu（黄露慧）著

SLIMMING
GRACEFULLY

青岛出版社
QINGDAO PUBLISHING HOUSE

Preface

今年生日过后，我正式迈向"一枝花"的 40 岁了。

很多人羡慕我到了这样的年纪还能拥有紧实的身材，更惊讶我生完小孩之后，身材和肌肤还是保持得宜，让人猜不出年纪。其实，关键就在于：优雅！

我更认为：最美丽的女人，就是优雅的女人！

东方女性天生拥有比西方人更柔美的线条、更纤细的身材，但这些先天优势却可能因为后天的种种因素而被糟蹋了。东方女生应该用"养"的方式，也就是回归到"养生"及"养身"的方法及概念，让自己由内而外都保持身、心平衡。

养生及养身听起来很复杂，但执行起来其实一点都不吃力，重点不是用蛮力去做，而是要非常聪明地去调配身、心，让自己处在平衡的状态。简而言之，就是用最简单、最温和的方式，就可以达到最棒、最优雅的瘦身效果。

身、心都被养好了，才有办法持续长久地瘦下去。

这一次，我会教大家如何用非常优雅，而且是比较慢的运动方式，来优雅地瘦身。书里面的每个动作，都是慢慢地、优雅地做，就能达到事半功倍的效果。

优雅不会被年龄所限制，不管什么年纪，优雅永远是女人可以展现自己的特质的最佳利器。请跟着我一起优雅地瘦吧！

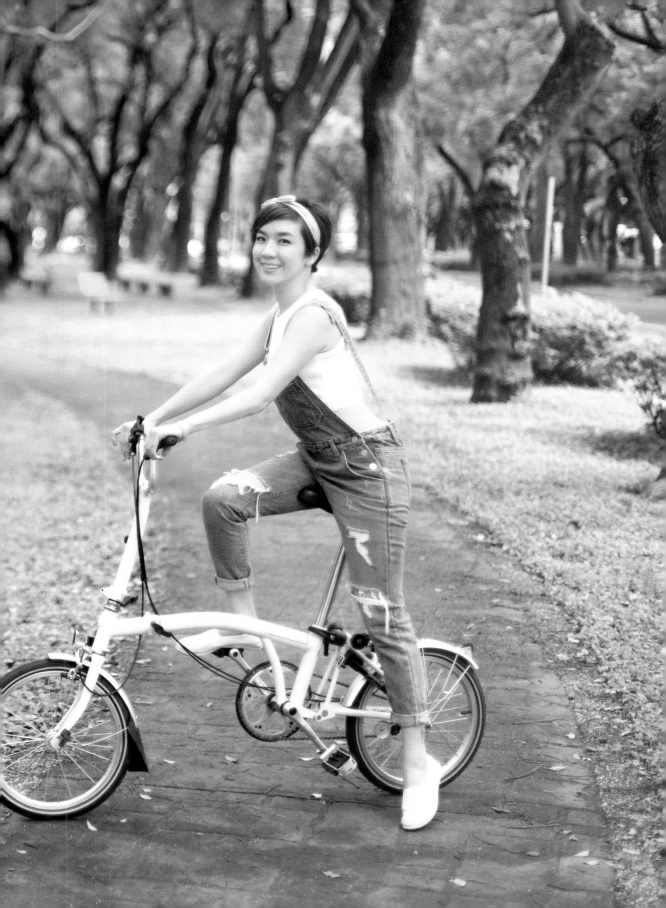

Contents

目 录

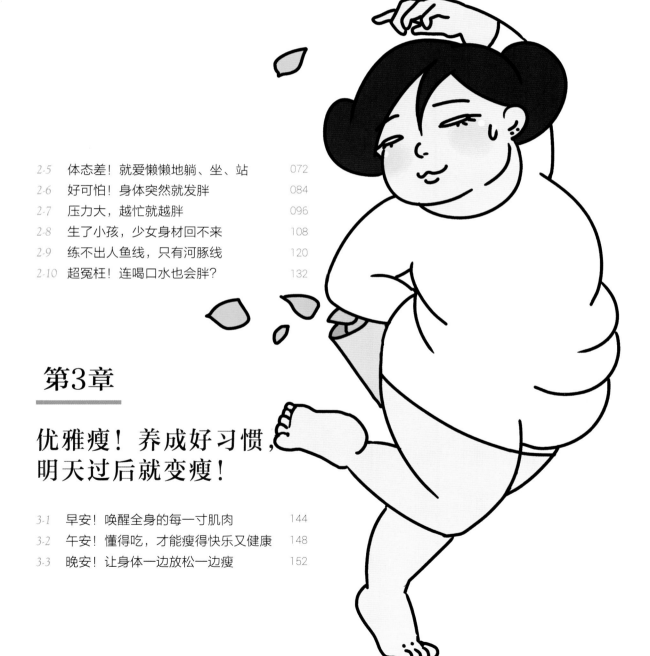

第3章

优雅瘦！养成好习惯，明天过后就变瘦！

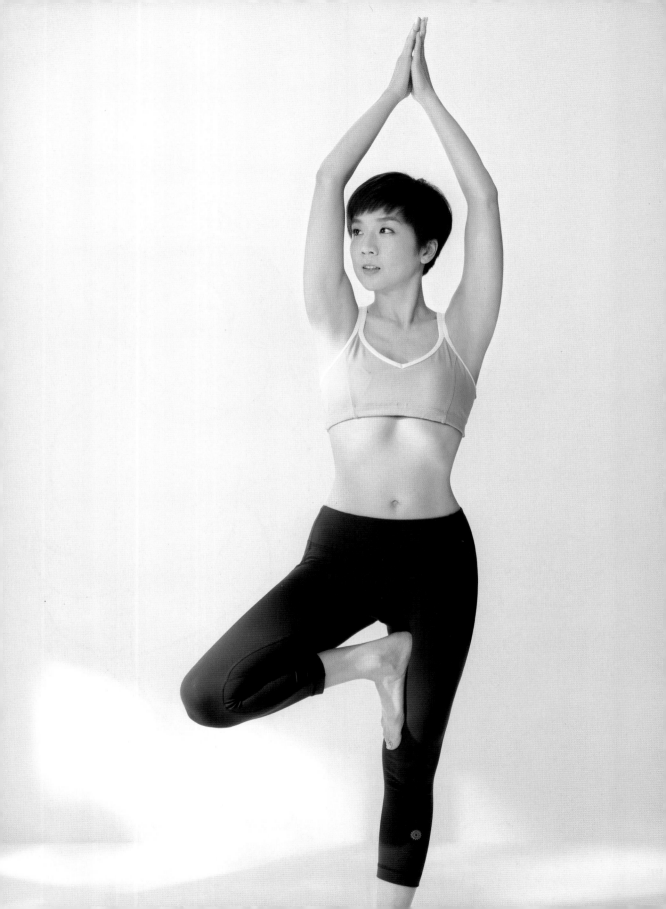

第1章

拒绝无效的锻炼！
让身体优雅地瘦下来

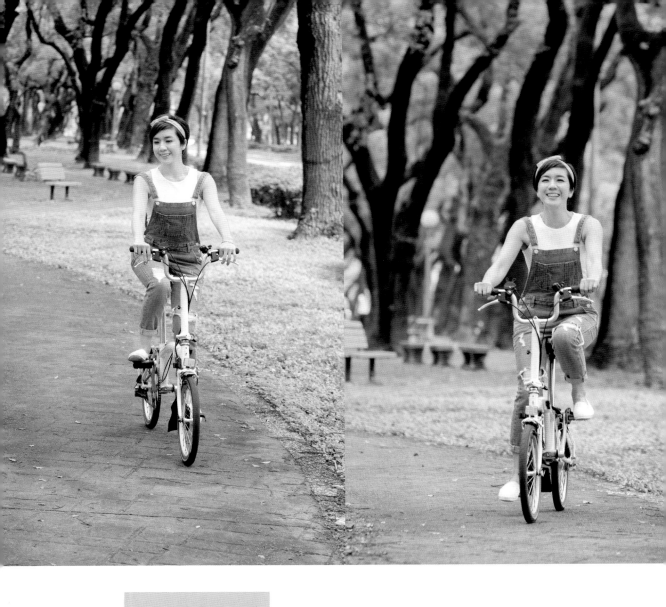

1-1

四十岁，
依然要保持少女身材

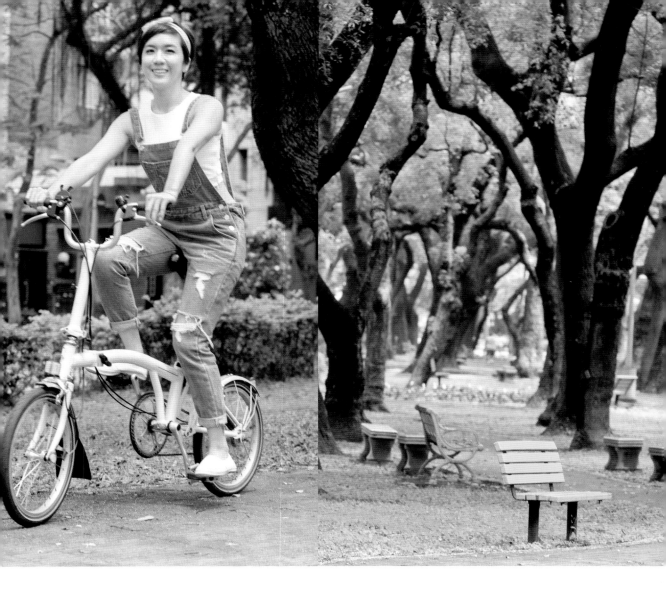

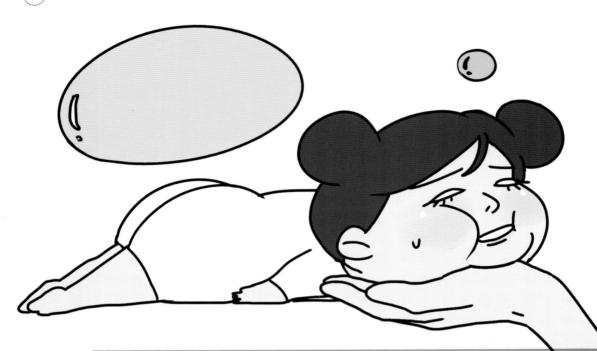

　　大多数人对于胖、瘦的标准，往往着重在体重数字的大小，很容易盲目地为了瘦身，而付出不当的代价，甚至牺牲健康。过去的我，也曾经有数字的迷思，用过很多不同的方法瘦身，包括拼命地运动、不吃东西、吃单一的食物等等，来达成体重数字变小的目的。

　　随着年龄增长，我越来越明白，在以往的减肥过程当中，我有很多错误的观念及行动。并不是少吃多运动就可以瘦得下来。如果把目标放在"瘦身"上面，往往会过度强调"如何运动""如何吃""如何生活起居"，虽然体重会下降，但是身体、心灵都变得好累、好累。而且这样的瘦身方法往往只是治标不治本，对身体会造成莫大的伤害。用这些讲求速效的方式瘦身，只要一停止，很容易立刻复胖，更可能会越来越胖！

　　对我而言，40岁可以说是一个"分水岭"，生命走到大约一半的时光，我有了丰富的人生阅历。而在减肥的历程中，我也积攒了很多的知识，对瘦身有了独到的见解。

　　以前我的脸蛋及身体有些"肉肉的"，随着年纪增长，我的体态反

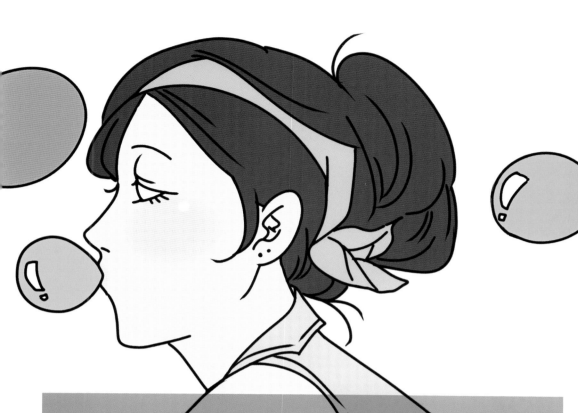

而越来越好，看起来比年轻时期还要瘦。这其中最主要的原因，就是我用了对的方法来瘦身！

　　这个对的瘦身方法其实很简单，就是从优雅的"慢运动"着手。

　　时代在进步，很多人的生活节奏越来越紧凑、步伐越来越急促，做每件事都希望赶快完成，反而扰乱了身心灵的平静。我想特别提醒忙忙碌碌的女生们，要想办法"慢下来"，瘦身也一样，不要一味地追求急速、讲求功效的瘦。

　　应该先从了解自己开始，把做事情、吃饭、走路的节奏放慢。每天也可以花一点时间静下心来，通过缓慢的运动方式，沉静地与自己的身体对话。

　　接下来，我将在本书的第二部分，列出导致女生们容易肥胖的原因，这也是我自己以往的肥胖成因和问题。每个人都可以通过本书找到自己符合的那条，之后再对症下药制订瘦身计划。通过这本书，我将和大家分享"优雅瘦身"的理念及做法，帮助大家拥有优雅的体态、健康的生活。

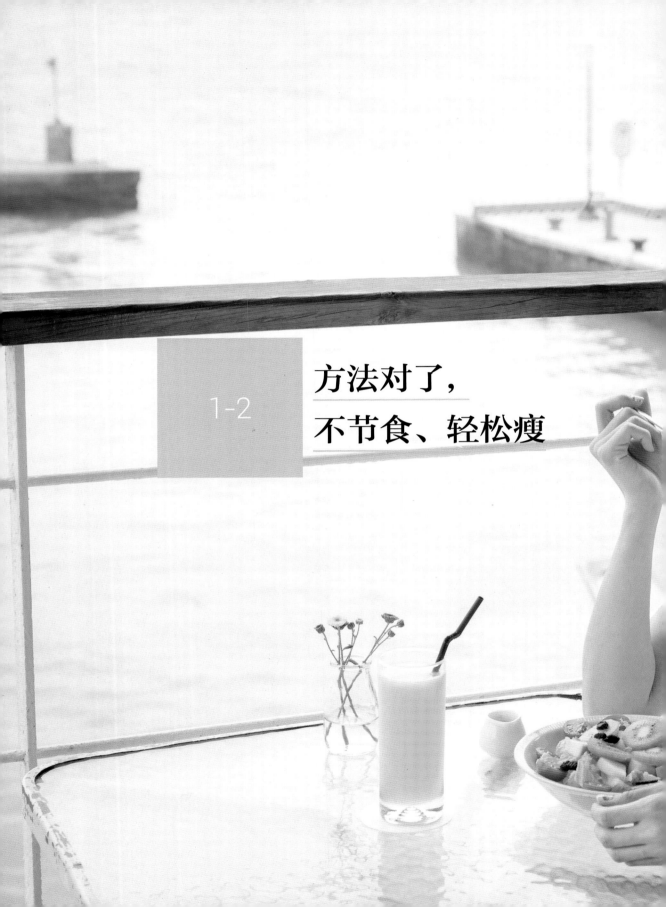

1-2

方法对了，
不节食、轻松瘦

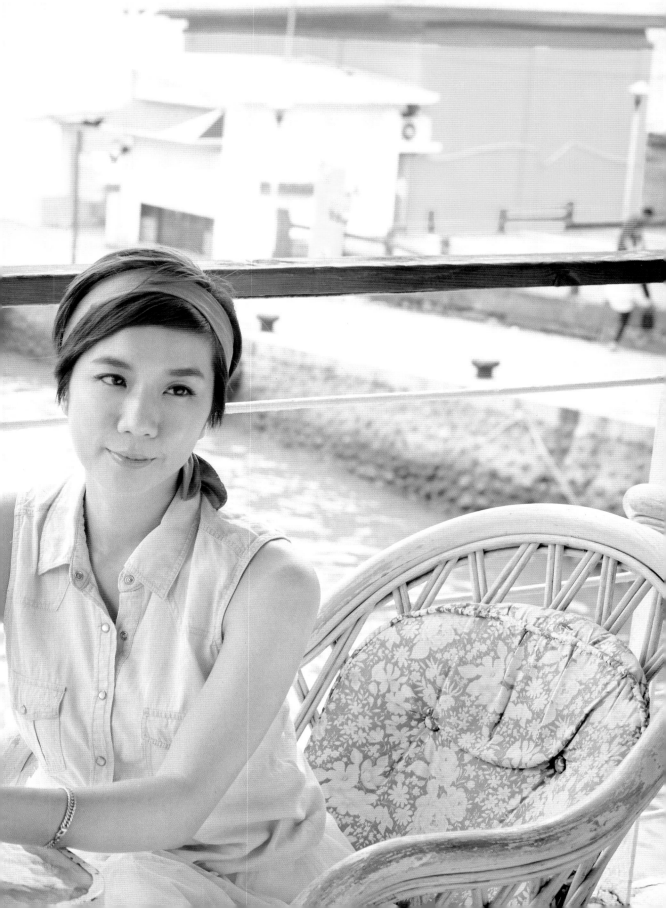

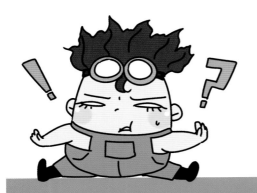

　　坊间常见的瘦身方式有：不吃淀粉、不吃晚餐、饿肚子、多运动……相信大家多少都曾亲身尝试过。但真相是：瘦身并不是使用单一方式就会有成效的，更不是少吃或是不吃某一类食物就能解决的问题。

　　举例来说，有些人会以不吃某一餐来减肥，这是非常危险的。因为人不进食时，身体会启动节能机制，让基础代谢变慢，一旦正常进食后，反而会加速脂肪堆积的速度，让人不瘦反胖。

　　减重的关键就是，一定要正常吃三餐，只不过吃的东西和顺序要特别重视。例如升糖指数高的食物、太精制的淀粉类食物都要减少食用，像是面包、饭团之类的食物，吃完会让人昏昏欲睡，很快又会觉得饿，也会让身体堆积脂肪。反之，若吃比较粗糙、非精制的淀粉类食物，例如糙米、地瓜等，再配上优质蛋白质，因为它们在体内的消化时间比较长，就会增加饱足感，而且也不易饥饿及产生脂肪。

　　还有一种常见的瘦身方式，就是拼命运动。但你有没有想过：运动真的可以让人变瘦吗？

　　运动最大的好处，是加强心肺功能，促进血液循环。但是，运动和瘦身是不能完全画上等号的。如果只是不停地运动，很容易造成肌肉过度粗壮，反而会造成更难瘦下来的结果。尤其是女性朋友，在选择运动方式时，一定要特别留意运动的姿势以及类型是不是能够帮助肌肉往"伸长"的方向发展，否则，就有可能造成粗壮的肌肉群产生，久而久之会影响到身体的循环代谢，反而瘦不下来。

其次，运动的时候，如果没有使用正确的呼吸方式，也是不能正确地瘦下来的。"呼吸"这个动作，对身体是非常重要的一项"慢运动"，好的呼吸吐纳，可以让心情愉悦、自律神经规律。如果只是不断拼命地做动作，但是呼吸和身体没有达成一致的话，体内细胞很容易缺氧，造成血液循环不良，这也是非常需要注意的。

所以女生们不必做很剧烈的运动，而是要用优雅的方式来拥有"修长的肌肉线条"。从了解自己的体质开始，一步步调整生活习惯，改善各种不良的生活方式，你将会发现，不必做剧烈的运动，吃的东西也没有比以前少，但是身体线条却变得好看了。

最棒的是：用优雅的方式瘦身，不见得会瘦得很慢喔！

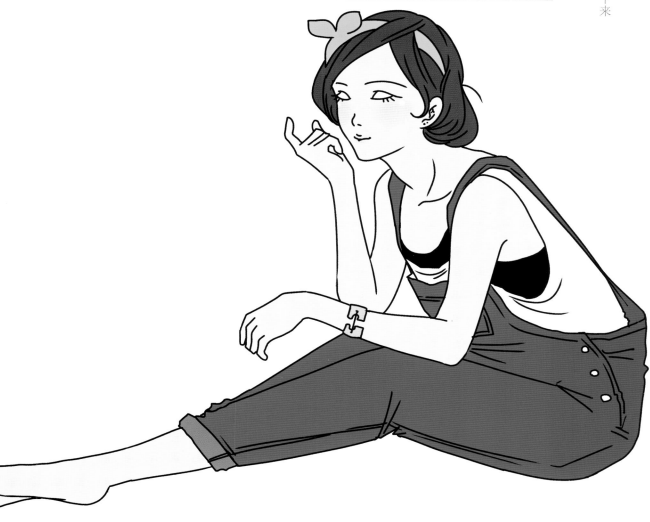

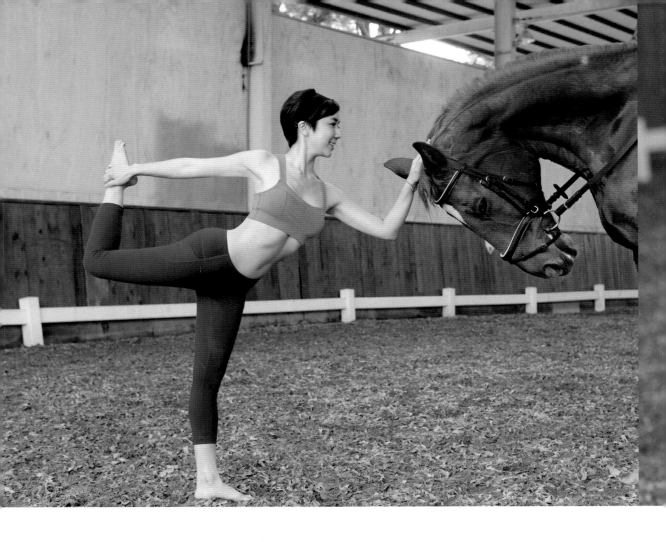

1-3

除了瘦，
你还要拥有迷人的姿态

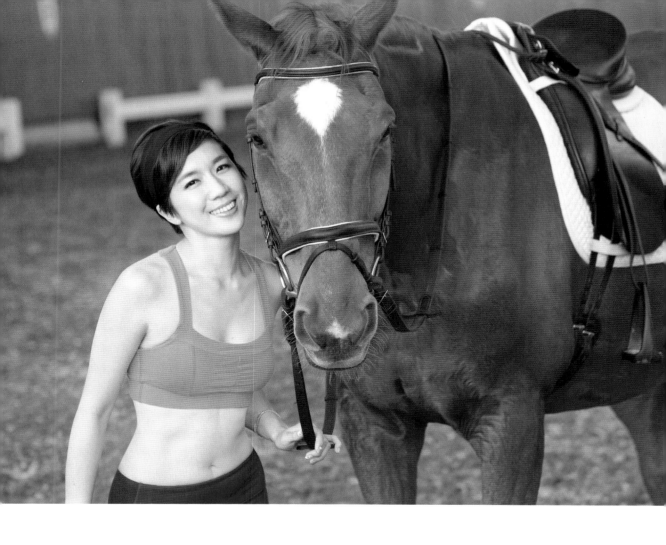

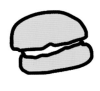

　　说到"优雅的女人"，很多人会联想到法国女人，我在法国旅行的时候也特别观察了一番。我发现，法国女人和芭蕾舞者有些许类似，都拥有曼妙修长、匀称合度的身形，以及从容不迫的生活态度。她们走路总是不急不徐，讲话有力却声调轻柔，举手投足之间，散发出让旁人感觉好舒服的迷人魅力，我想，这就是优雅的最佳写照了。

　　反观我们，我在路上也看过很多女生，走路急如风，坐下来时会不自觉地耸肩、驼背、翘脚，拿东西和说话都匆匆忙忙的，经常皱着眉头，好像永远在赶时间似的。仔细看，这样的女生的身体，往往脂肪跟肌肉的比例是不协调的，因此才会无法优雅起来。举例来说，很多女生其实体重不算重，四肢看起来也瘦瘦的，但总让人觉得很没有精神，这就是因为她们身体的脂肪含量比较高、肌肉比例偏低。这样的女生上了年纪之后，发胖及生病的几率是非常大的。

　　现代人很容易因为压力、工作紧张，造成身体免疫机能长期失调，或是淋巴系统阻塞，种种体内的隐性疾病都是阻碍女人拥有优雅姿态的元凶。而女人要美丽、曼妙、优雅，最重要的一点是必须懂得爱惜自己，把

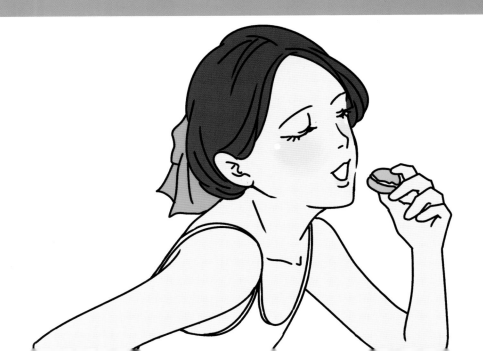

身体当成公主一样细心呵护。女人们一旦有了这种意识，就会懂得去避免任何可能会伤害身体的瘦身方式。

那么，如何让身体变成"公主"呢？首先要了解自己的身材哪个部位出了问题，然后用优雅的锻炼方式让身体线条变修长。以我的身材为例，我是下半身比较肥胖的体形，所以我会非常注意我的骨盆是不是够端正，以及有没有因为错误姿势导致下半身肌肉变粗壮。如果你的体形跟我相似，那么，简单的体态矫正方式就是平时站立的时候，不要把全身的重心放在单只脚上，以免造成肌肉的粗壮；坐下来时也不要翘脚，这样才能减少骨盆的歪斜。

罗马不是一天建成的，身体肥胖以及身材线条"走山"变形，很大方面的原因是不良的日常生活小习惯。

女生要从了解自己的身体开始，用从容的态度把脚步放慢、让心情愉悦，做一些自己喜欢的事，把瘦身、变美当作一件开心的事来进行，才能持之以恒，也会越做越有兴趣和信心。

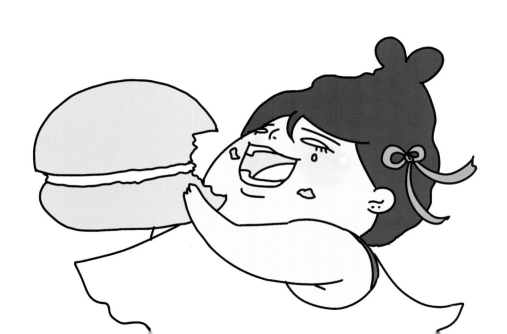

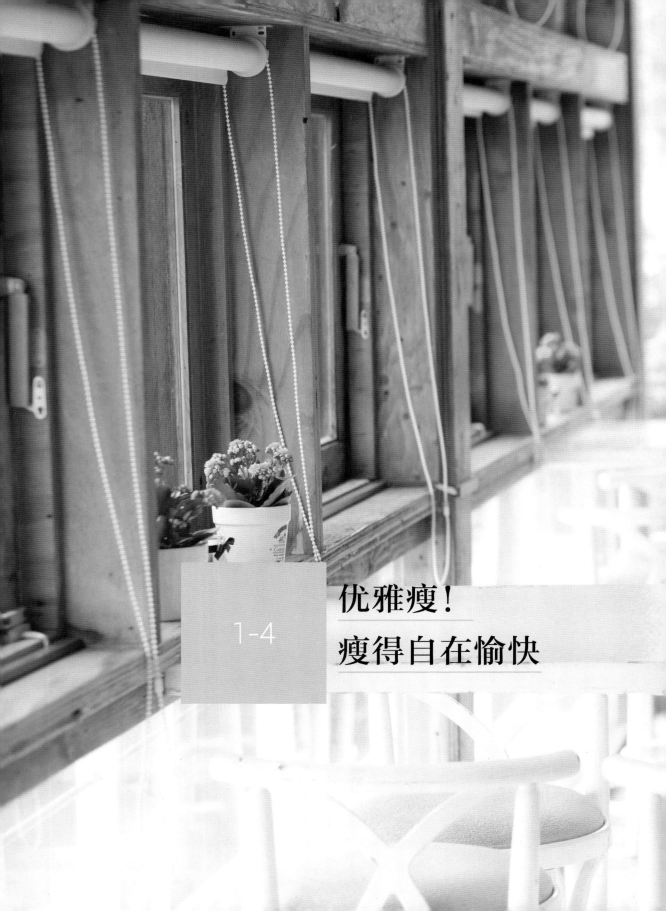

1-4

优雅瘦!
瘦得自在愉快

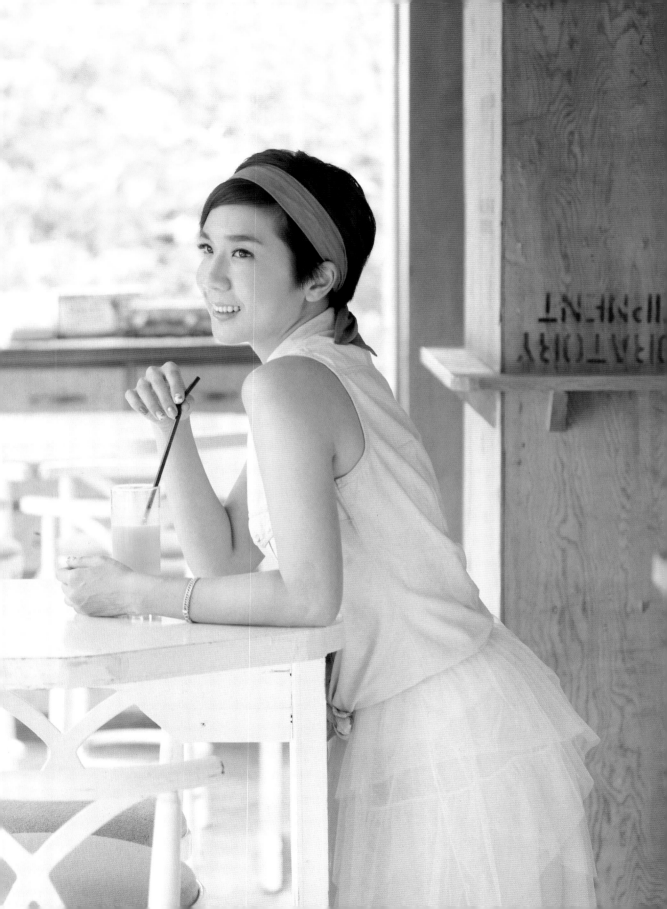

所谓"优雅瘦"，我觉得也有"聪明瘦"的意思，就是要用最聪明的方法，来达到最好的瘦身效果。聪明的方法，就是不需要使用蛮力，不需要做太多事情，只要对症下药，就能事半功倍地达到瘦身的效果，体态自然而然变得优雅、轻盈。

其实每个女生都有优雅的本能，只要自己愿意去发掘。优雅瘦是每个女性朋友都适用也必须要学会的瘦身方法。因为它适合每一个人。

每个人的身体里面都会有不同的肥胖因子，这些因素往往是自己拥有很久，却没有看见或没有去正视的身体问题。如果一直持续用错误的方法瘦身的话，老实说是瘦不下来的。若能找出与身体和谐共处的方法，就可以启动瘦身的关键程序。

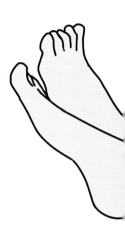

在书里，我将会提出亚洲女生常见的十大肥胖成因，让读者们可以评估自己的症状是哪一种。如果你有这些症状，请跟着我的节奏来做操，并且调整生活、饮食方式，以"慢运动＋饮食调理＋好的作息＋优雅的心态"来让自己从内到外都成为优雅的女生，这样瘦身一定会有成效。

按照上面的方法去做，你会发现，瘦身原来是这么轻松容易又开心的事。而且，你不必再为多吃一餐、找不到可以遮小腹的衣服而心情沮丧；相反的，即使穿着简单的T恤，也能够很有自信地在街头自在穿梭。

瘦身不是一条简单的路，需要长久、持续的动力，但当你开始有正确的观念之后，再把优雅的方式"内化"成生活的一部分，生活就会开始有很大的改变。不自觉地，你会变得越来越有修养及内涵，你将会更快乐、更有信心、更宽容、身心更健康，人生将变得自在从容。

第一章　拒绝无效的锻炼！让身体优雅地瘦下来

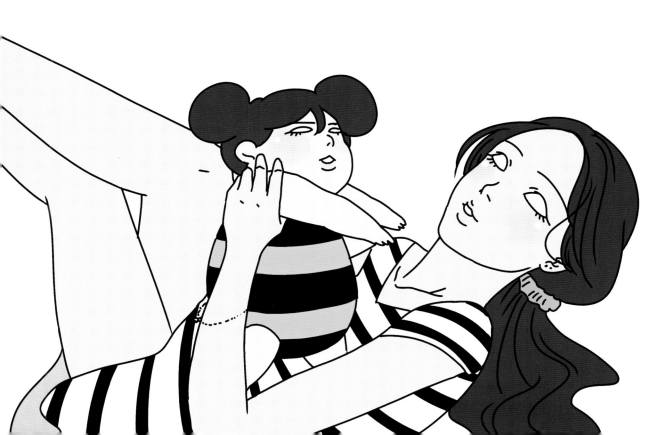

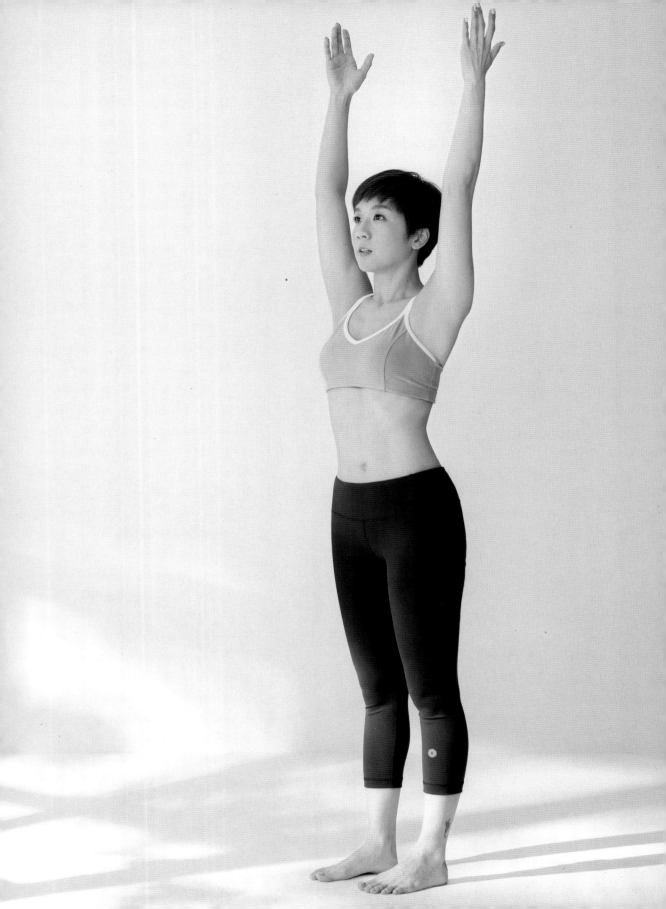

第2章

对症下药！

"法式慢运动"
打造专属于你的瘦身计划

◆

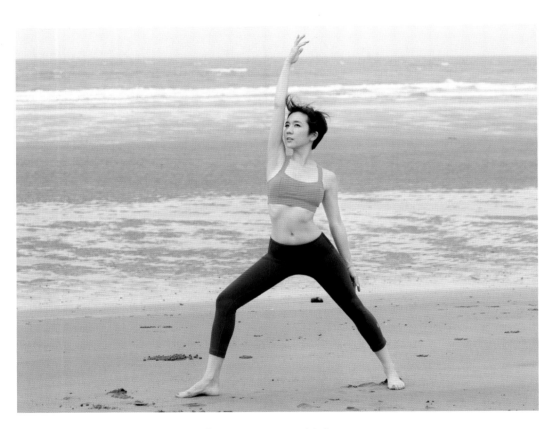

This is my life.
这就是我的生活.

从事瑜伽、运动瘦身指导工作多年的我，面对过太多不同的肥胖困扰者，有些人在减重过程中明明做了长久的努力，体重却永远降不到理想目标；有些人无论如何拼命运动，身形就是难以变得匀称漂亮，她们的减重过程艰辛又充满挫败……大家应该都听过"喝水也会胖"这句话，这可不是一句玩笑话，追根究底都是体质问题所造成的。每个人的体质不同，不同体质就有不同体质适合的瘦身方式，绝非用一套瘦身操就可以完美套用在每个人身上。另外，现代人各种生活上的坏习惯、不良姿势，也容易导致莫名的肥胖问题找上门。例如：长时间使用电脑会造成肩颈线条变形、脊椎位置肌肉群移位；内分泌失调会造成臀部下垂，整个人显得松垮，使得腰部到臀部的S形曲线消失，老态尽现……这些现代人的"文明胖"，都不是跑步、跳操就能解决的，必须要更耐心地、慢慢地调整身体内外的平衡，加强训练肌肉线条，问题才可以获得改善。

在这一章里，我将总结分析亚洲女性最常见的十大肥胖成因，再进行个别指导，并设计了最轻松、自在的"法式慢运动"让大家跟着做。这项运动，可帮助所有亚洲女生练就美丽、紧实的整体线条，使她们看起来纤细又柔美，摆脱各种局部肥胖问题，复胖问题也能得到解决。

而所谓的"法式慢运动"虽然慢，但每一个动作本身都具有功能性，对减重十分有效。它包含了动作深入、慢慢延伸、短时完成，这三大法式运动的特点，因为轻松、简单，让人不易产生惰性，只要跟着做，每个人都能优雅瘦。

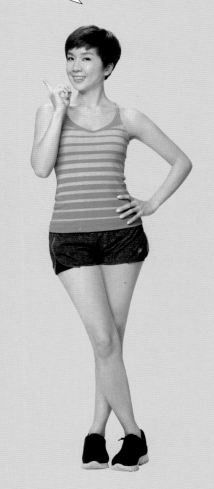

人家吸气我灌气。

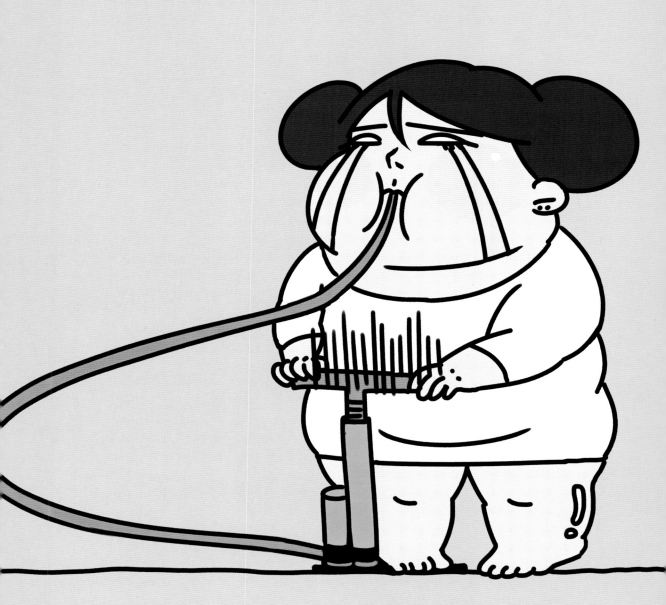

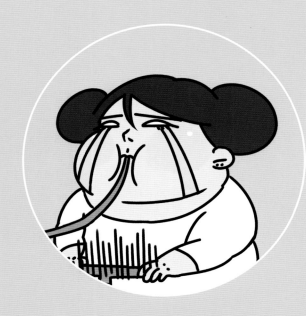

呼吸
方式胖

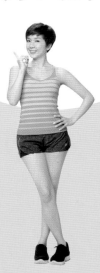

2-1

拼命做操，
却还是一直胖

优雅瘦，呼吸是关键

不少女生即便瘦瘦的，小腹的地方还是会凸出一块松垮的肉，怎么样也减不下来，她们也容易在走路或坐下时不自觉地驼背，整个人显得很没精神。出现这个现象有很大一部分的原因是来自：呼吸方式错误！

你可能会觉得：呼吸不就是一吸、一吐而已，会有什么问题？

其实，多数人呼吸是习惯浅而短的。浅而短的呼吸，无法运用到身体深层的肌肉群，不能让深层肌肉获得锻炼，长久下来身体的含氧量就会不足，体温呈现低温状态，肌肉就会没有弹性，并影响到代谢及循环，自然容易显胖。

对身体有益的是深层的"腹式呼吸法"，在吸吐之间，把气沉到丹田处，可以让身体吸入大量氧气，把肺部的废气排出去，并促进脂肪消耗，增加血液中含氧量。所以，如果养成深层呼吸的习惯，就等于24小时都在训练我们的深层肌，自然就能优雅瘦。腹式呼吸还能延展深层的肌肉以及扩展背部肌肉群。当肌肉有弹性了，整个人会显得挺直。腹式呼吸也能锻炼下腹部肌肉，使其更紧实、平坦，不容易有小腹，这样你就能轻松拥有好看的"马甲线"。

最棒的是，腹式呼吸能帮助代谢，人就不容易感到疲累，皮肤状况也会跟着变好，看起来更年轻。

问 题 分 析

Analysis

　　呼吸方式胖的人，通常小腹很明显，这是没有锻炼到腹部肌肉所导致的。因为呼吸短而急促，整个人的节奏会显得很快：说话快、吃饭快、走路快、做事快，随时随地都好像在赶什么似的，不仅身心无法放松，也会让旁人看了跟着紧张起来。

　　呼吸方式不对的人，因为急躁，也容易压力大、自律神经失调，使肩、颈肌肉过度紧绷、无法伸展开来，很容易不自觉地驼背，心灵自然也无法放松到哪里去。

　　如果你发现自己也有这种情况，很有可能就是"呼吸方式胖"的受害者。其根治的办法就是要先改善呼吸的问题。学习深层的腹式呼吸法，能够帮助放松全身的肌肉、神经，通过缓慢且深长的呼吸方式，也能放松过度紧绷的身体与心灵。腹式呼吸法随时随地都可以做，不妨现在就开始吧！

Method

改善"呼吸方式胖"的最好方式，是使用深层的"腹式呼吸法"，慢慢地掌握使用鼻子吸气、鼻子吐气的技巧。

刚开始练习深层腹式呼吸法的时候，很容易觉得呼吸还是浅而短的。没有关系，因为肺部的肺泡以及胸腔肌肉是需要时间来慢慢训练的。

一开始，要静下心来，用鼻子将气慢慢吸到最足，再用鼻子慢慢放气。每一次练习，都要期许自己呼吸的时间比上一次的时间更久。

当深层呼吸的时间可以越来越长时，这代表你的肌肉群逐渐被训练了。你会感觉到，用鼻子深沉地吸气时，空气是缓慢而温暖地由喉咙经过胸部，最后往下沉入腹部，肚子也会慢慢地膨胀起来。等到肚子变得硬硬的，再用鼻子慢慢把气吐掉气后，你会感到思绪变得很清晰，这是因为身体的含氧量提升了，整个人自然就容易精神焕发。

解 决 方 法

肌肤闪亮呼吸法

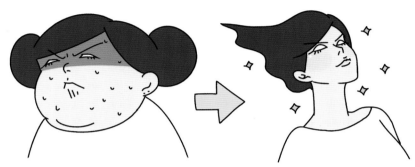

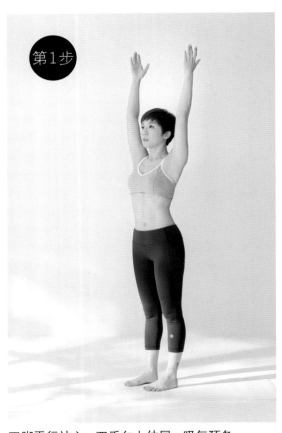

第1步

双脚平行站立，双手向上伸展，吸气预备。

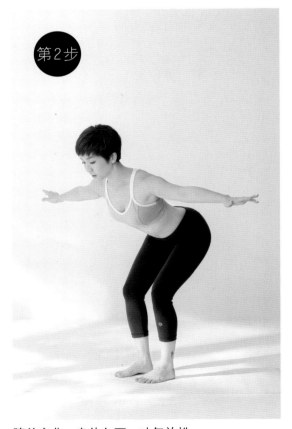

第2步

膝盖弯曲，身体向下，吐气放松。

次　　数　早晚各做 3 ~ 5 回，每回做 5 ~ 10 次。

节　　奏　慢—慢—慢—慢，吸气时身体向上、吐气时向下。

效　　果　拉伸全身肌肉。早上做帮助代谢、循环，气色及
　　　　　皮肤会变好；晚上做帮助入睡，伸展腰椎。

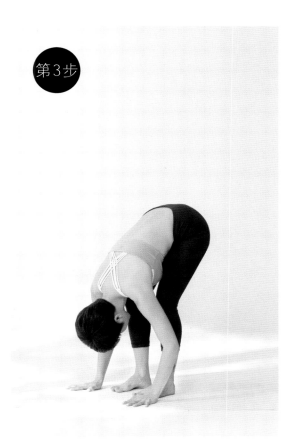

第3步

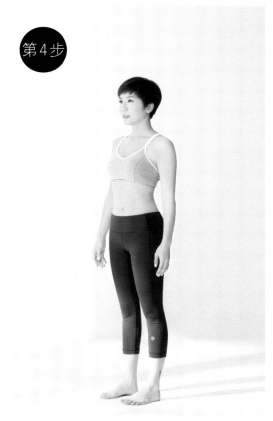

第4步

身体完全放松，头往下延伸，双手碰地，膝盖持续保持弯曲。

吸气，身体慢慢站起来，回到预备位置。

{ 下半身零赘肉 }

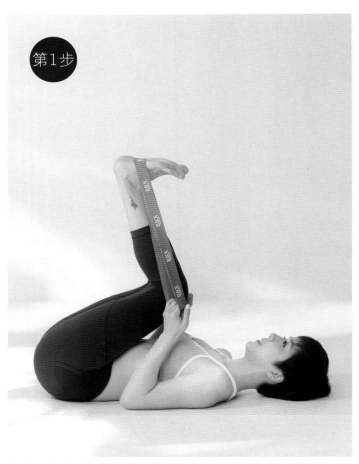

第1步

身体呈躺姿。将弹力带（或长毛巾）绕过脚底，双手拉住弹力带，并勾起脚，双腿膝盖弯曲，手肘尽量夹紧身体，上半身放松，吐气预备。

次　　数▎晚上运动，做 3 ~ 5 回，每回做 5 ~ 10 次。

节　　奏▎慢—慢。

效　　果▎改善下半身血液循环，增进新陈代谢，
　　　　　缓解腰酸背痛、静脉曲张及水肿问题。

小贴士▎本书所有的弹力带动作示范，皆可使用一般的毛巾取代。

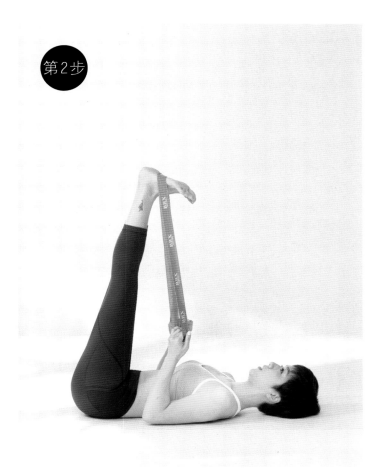

第2步

慢慢吸气，脚板往上推动，膝盖慢慢伸直。

{ 纤腹呼吸法 }

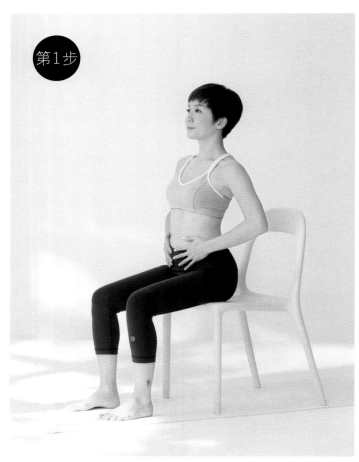

第1步

双手放在下腹部位置，双脚打开与骨盆同宽。
吸气，气沉丹田，感觉腹部有颗球往外扩张，想象以这颗球来
顶住你的双手。

次　　数 ▎早晚各 3 ~ 5 回，每回 5 ~ 10 次。

节　　奏 ▎慢—慢。

效　　果 ▎减少疲惫感，促进新陈代谢，不易有小腹。

小贴士 ▎本书所有的椅子动作，皆可使用家中、办公室中现有的椅子进行。

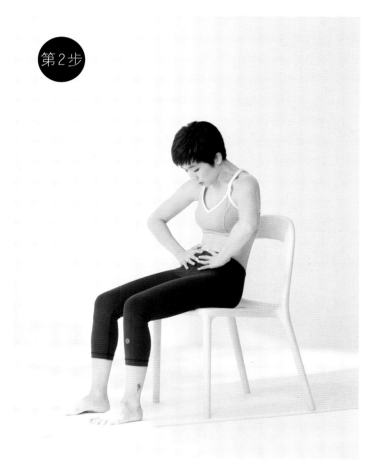

第2步

吐气，腹部内收，脊椎弯曲，下巴靠近锁骨吐气，想象有人揍了你的肚子，腹部有紧实的感觉。

其实婴儿时期
就超重。

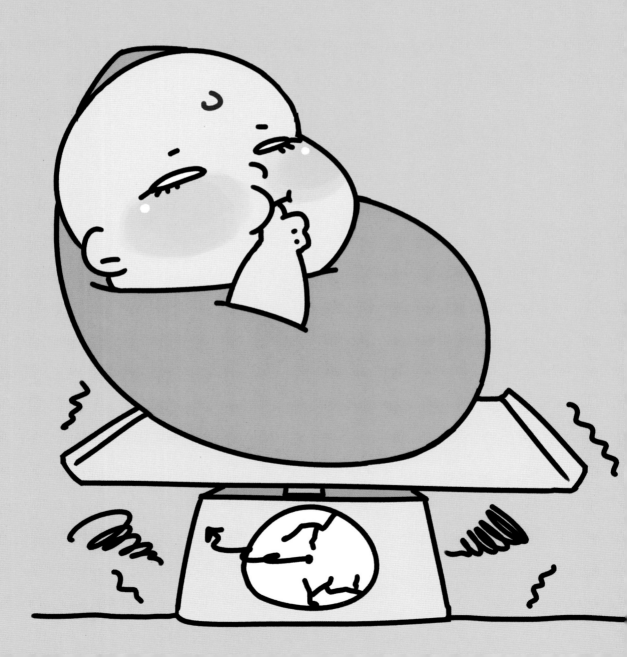

胖瘦是会遗传的。

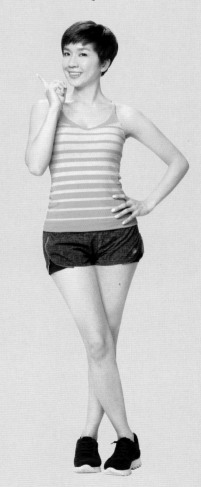

肥胖成因·第2型

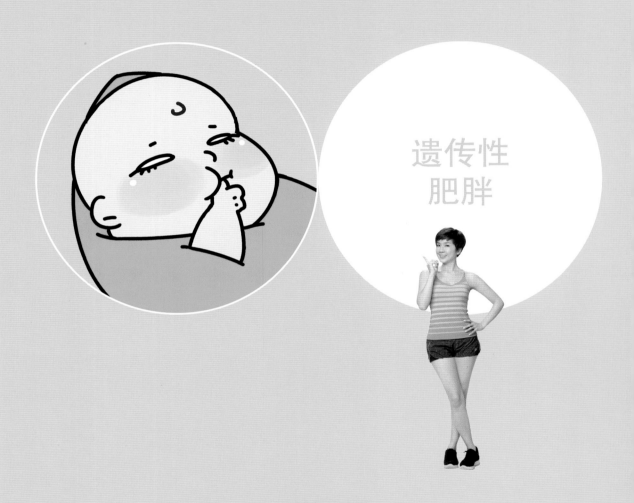

遗传性
肥胖

2-2

我就是天生胖

◆ 胖天鹅也是有希望的

有句俗话说：小时候胖不是胖。这句话不完全正确，根据研究，体形胖瘦也是会遗传的。

有研究指出，不同的人天生就有着不同的身体基础代谢率，通常代谢率较低的人较容易变胖，这是由体型遗传因素决定的。如果父母属于容易长胖的类型，孩子就容易偏胖。如果父母中有一人肥胖，孩子发胖的几率是 30%，如果父母双方都肥胖，则孩子发胖的几率为 50% ~ 60%！

所以，有些人打从娘胎出来就是白白胖胖的"巨婴"，童年、青春期时也是"婴儿肥"体态，到了成年之后，明明和同年龄的人吃的食物差不多，有着同样的运动量，但有人体形正常，有人却偏胖或偏瘦。而体形偏胖的人，如果不重视，很容易因为不忌口，而让身体继续胖下去。

遗传性肥胖的人，身体的脂肪含量比肌肉多，看起来就容易显得很"大只"甚至是臃肿，从脸到四肢、躯干、胸部、小腹、臀部全面性肥胖。属于这类肥胖的人瘦身需要靠时间、毅力及方法。

我也有胖胖的过往，求学时期、在剧团当舞者时，我就是肉肉的身材。身高不算特别高的我，体重一度逼近 70 千克，跳起舞来，像个浑圆的胖天鹅。经过多年的饮食控制及瑜伽运动，我的体重降下来了，并维持在 45 ～ 48 千克之间。到现在，我已成功地改变了原先的易胖体质。

如今，我不用特别忌口，偶尔想吃一顿比较高热量或是油腻的食物也没关系，不用担心马上胖回来。与其说是减肥成功，不如说是我找到了健康享"瘦"的新生活方式。如果你也是带有肥胖基因的肉肉女生，那么，最好的减肥方式应该是由内而外整个改变身体的肥胖因子，将易胖体质调整成非易胖体质，让脂肪分子自然缩小，这样，你才能真正成功地瘦下来，并且再也不会复胖。

遗传性肥胖的人，在瘦身初期，体重往往不会降很多。但当你坚持减重的决心，就会发现身体线条慢慢改变了，人看起来比较修长，视觉上也会显得窈窕不少。

要解决遗传性肥胖，首先要做饮食管控，在吃的东西方面，要注意营养平衡，同时不要吃得过多。有营养的好东西吃一点点就够了，不需要餐餐吃到饱才停口。而且一定不能吃零食，高热量的加工食品通通要戒掉！

遗传性肥胖的人，最忌讳用极端的方式减肥，例如节食、吃减肥药，这样往往会越减越肥。除了留意体重的变化外，遗传性肥胖的人更要注意体脂率！体脂率是指身体脂肪的比率。你知道吗？同样重量的肌肉和脂肪，它们的密度差别很大。所以遗传性肥胖的人瘦身的重点，是帮助身体减少脂肪、增加肌肉，这样你看起来才会结实，也会更健康。因为肌肉对人体很重要，可以支撑脊椎、骨骼，分担脊椎的压力。如果没有肌肉的帮忙，做很多动作时就会因肌耐力不足而受伤。

下面介绍的三组运动是特别能锻炼肌肉耐力的运动，一开始做起来也许会比较吃力。做不到位的人，请慢慢来，循序渐进。肌耐力是可以被训练的，坚持练习，你将会一次比一次做得好的。

Method

解决方法

减脂平衡式

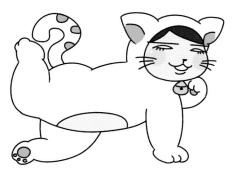

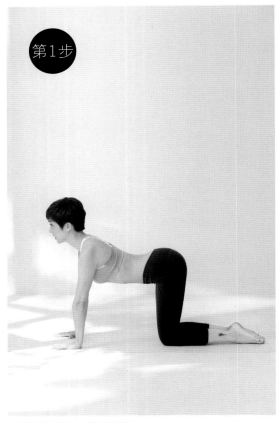

第1步

身体呈跪姿，猫式预备。

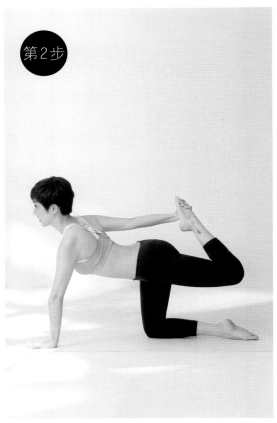

第2步

吸气，右手往后延伸抓住左脚。

次　　数 ▍ 每次做 2 ~ 3 回，每回停留 3 ~ 5 次呼吸。

节　　奏 ▍ 慢—慢—慢。

效　　果 ▍ 训练全身肌力及平衡感。可锻炼深层肌
肉，减少脂肪，加强代谢。

第 3 步

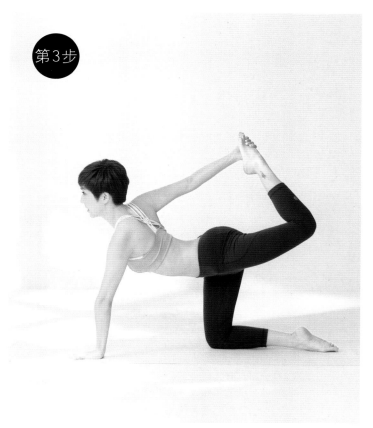

吐气，左脚往后推动右手，眼睛望向前方，身体保持与地面平
行，做 3 ~ 5 次呼吸后，回到预备位置。换另一侧做动作。

{ 纤背旋转式 }

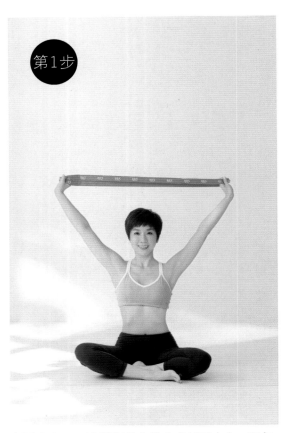

第1步

盘腿坐立，双手抓住弹力带（或长毛巾），吸气，手往上举预备。

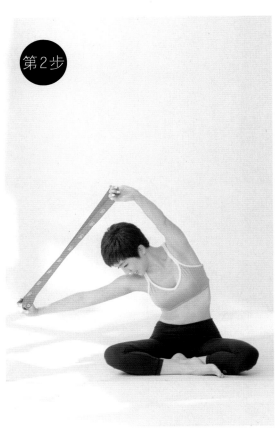

第2步

吐气，身体向右边放松，手臂伸展。

次　　数 ▍每次左、右两边各做 3 ~ 5 回。

节　　奏 ▍慢—中—中—慢。

效　　果 ▍减少背部及下半身的脂肪，训练背部线条。加强腋下淋巴排毒、肝脏排毒，促进上半身循环。

辅 助 器 材 ▍弹力带或长毛巾。

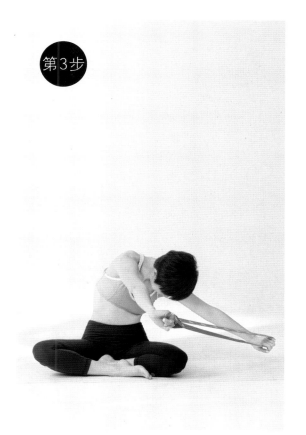

第3步

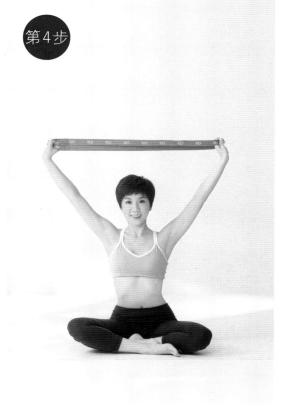

第4步

慢慢吸气，身体转向左边。手臂要伸直，尽量用腰部的力量完成动作。

吸气，回到正中间。

{ 坐姿纤腰法 }

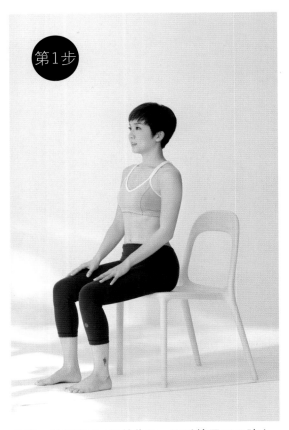

第1步

坐姿，坐在椅子 1/3 的位置，双手放置于双膝上。
吸气预备。

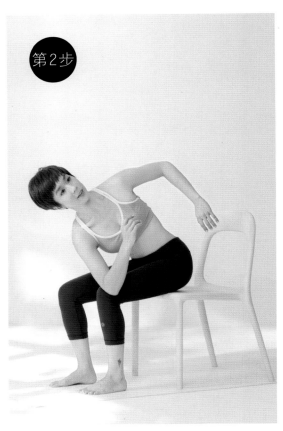

第2步

吐气，右手手肘放置于左膝盖外侧。

次　　数　┃　适合在上班的空档随时做。每次左、右边
　　　　　　各做 3 ～ 5 回，每回停留 3 ～ 5 次呼吸。

节　　奏　┃　慢—慢—慢。

效　　果　┃　帮助肝脏排毒，消除腹部脂肪，加强循
　　　　　　环代谢。

辅 助 器 材　┃　椅子。

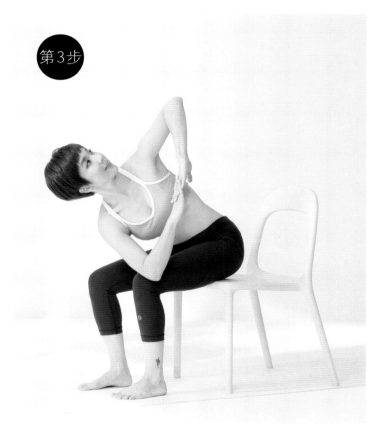

第3步

双手手肘上下延伸，手指交叉。身体往左边扭转，下盘不动。
保持 3 ～ 5 次呼吸，再恢复初始姿势，换另一边做。

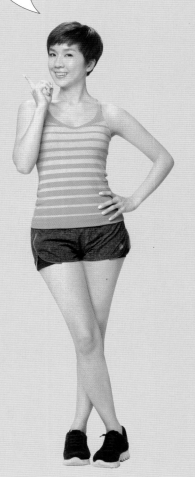

关键在于：
你吃了什么？

那种想吃的欲望，
让我成了一头大食怪。

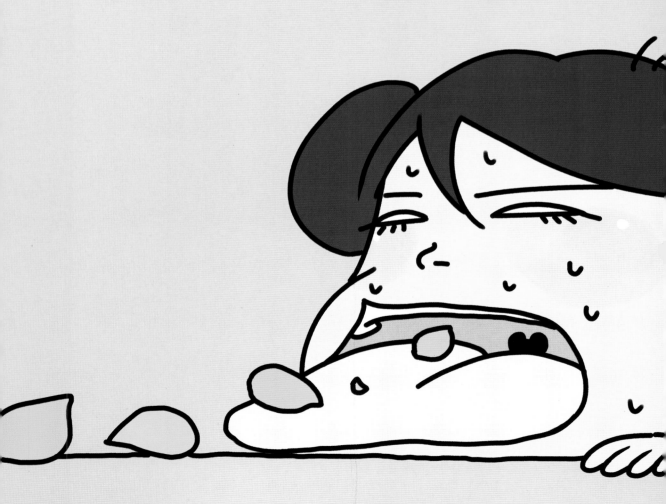

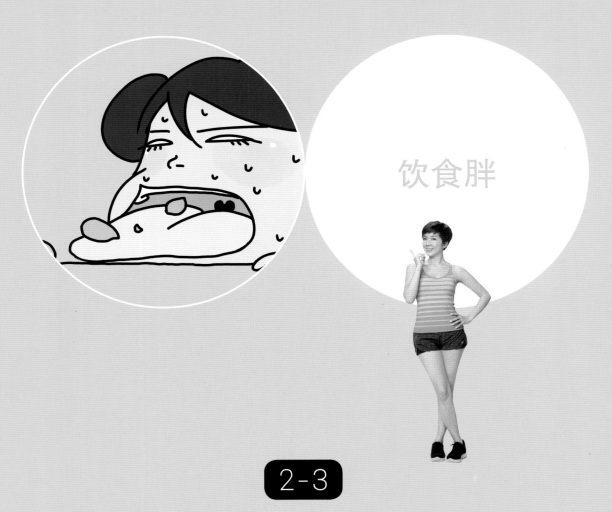

饮食胖

2-3

爱吃不是病，
吃完却胖得要命

◆ 吃得饱饱的才会瘦！

吃东西吃到发胖，可以说是很多人的通病之一了。每个人的胃都只有一个，能容纳得下的食物分量也有限，那么，为什么有的人会发胖、有的人却不易发胖呢？其实，关键在于：你吃了什么？

有"饮食胖"问题的人，通常不注重自己吃的是什么，觉得只要填饱肚子就好，没有顾虑到营养成分。他们也经常吃下太多过于精致化的垃圾食品，这些食物中有过多的人工添加剂，又经过一些不健康的烹调程序，比如油炸、烧烤，食物也因而变得太油、太咸、太甜……，营养素完全被破坏。吃进这些食物，会给身体带来极大的负担。

饮食胖的人，有几个很明显的表现，比如经常生病、感觉头晕目眩。这是因为他们体内的营养成分不够，影响到血液的含氧量，血红素也跟着减少，或是因为吃进去的东西不对，造成血糖上上下下。在这样的情况下，人容易感觉肚子饿。

肚子饿时，如果又继续吃进没有营养成分的垃圾食物，身体只会徒增脂肪及"空"的热量，因为没有获得足够的养分，所以很快又饿了。这就形成吃得很多，但都是不好的东西的恶性循环，久而久之新陈代谢变慢，就会造成只要吃一点点东西就会发胖的结果。

要改善体质，就得先调整饮食结构，三餐都均衡摄取完整的营养素。

Analysis

饮食胖的人，新陈代谢通常不太好，这需要通过两种方式来改善。第一是调整饮食结构，第二是多做全身性的运动。

饮食方面，各种营养素都需均衡摄取，但食物的种类要有所禁忌。要避免摄取到只有空的热量却不能为身体提供任何的营养成分的食物。当心别让肚子饱了，身体却仍处于饥饿、营养不足的状态。

我一直是个美食主义者，但是，我从来不纵容自己随便吃。相反的，我会很谨慎地挑选要吃下肚的东西，而且吃饭时一定是放下手上的事情，专心地吃。因为吃东西是一件很幸福的事，所以一定要用愉悦的心态去饮食，这样吃的速度就会放慢，不会囫囵吞枣似的吃进太多不该吃的，也能够避开很多"地雷级"的食物。

要保证每一餐都能吃到自己喜欢又健康的食物，这样每次用餐的时候，心里就会很满足。在身、心快乐的情况下，你才能够优雅而持久地瘦下来。一旦善待身体，身体也会用好的方式来回馈我们的。

很多人听到"饮食控制"这四个字，会产生错误的理解，以为要吃口感单调、没味道、难以入口的食物。错！曾经看过我吃饭的人，经常会惊讶：你吃这么多，怎么不会胖！其实只要吃对了食物，就不需要挨饿，再加上持之以恒的全身运动，就可以扎实地瘦身。我的饮食原则是：均衡摄取天然食物、少吃加工及有人工添加剂的食品。天然食物才能够为身体提供最佳的能量，而加工食品，会让身体的新陈代谢紊乱，容易囤积脂肪。

早、中、晚三餐要定时吃，不能刻意少吃哪一餐。糖类、蛋白质、脂质、维生素、矿物质五大必需营养素是维持身体健康不可或缺的重要元素，因此每一餐都要均衡摄取这些营养。

相信我，吃饱才会瘦！

此外，饮食胖的人，一定要做全身性的运动来促进代谢。一开始你会觉得容易喘，但我设计的动作都很简单，而且是缓慢进行的，只要运用深层呼吸法，做得久了，就可以轻而易举地完成。

解决方法

强力燃脂棒子式

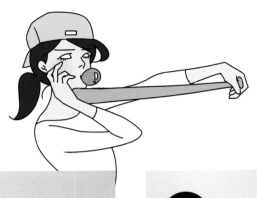

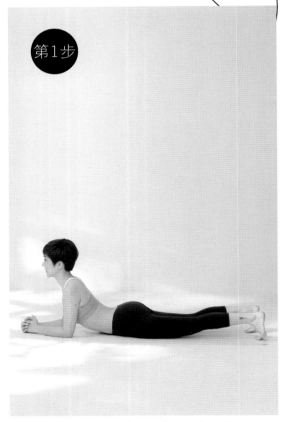

第1步

身体趴在地板上，上半身抬起，吸气预备。

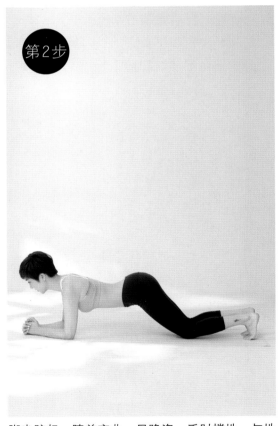

第2步

脚尖踮起，膝盖弯曲，呈跪姿。手肘撑地，与地板呈90度，吐气预备。

次　　　数 ▎每次做 2～3 回，每回停留 3～5 次呼吸。

节　　　奏 ▎慢—慢—慢。

效　　　果 ▎促进代谢，训练全身肌肉及难瘦的臀部
　　　　　　后侧、大腿内侧肌肉群以及练出马甲线。

辅 助 器 材 ▎无。

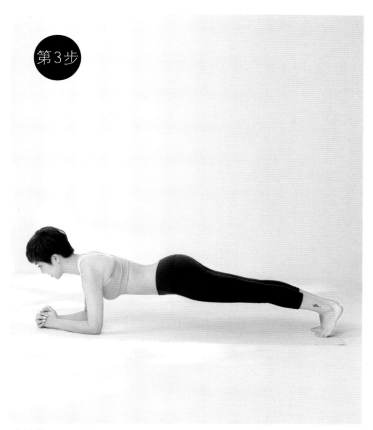

第3步

膝盖伸直，脚尖及双手施力保持身体平衡，背部拉长延展，头
向前延伸，臀部夹紧，双腿向下伸展，让身体前后像棒子一样
挺直。保持 3～5 次呼吸后，吐气放松。

{ 内脏燃脂船式 }

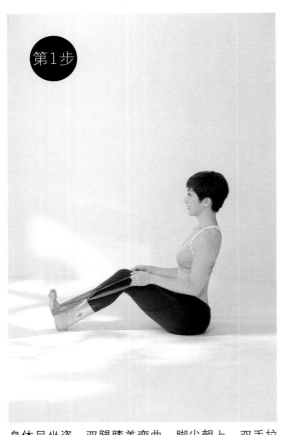

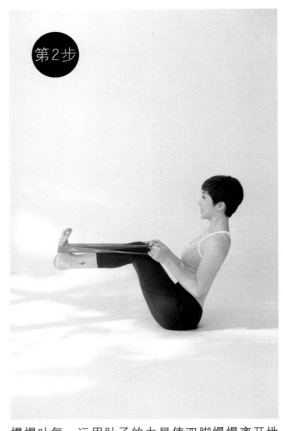

身体呈坐姿。双腿膝盖弯曲，脚尖朝上，双手拉住弹力带（或长毛巾）两侧，脚板抵住弹力带，吸气预备。

慢慢吐气，运用肚子的力量使双脚慢慢离开地板，身体向后微倾。

次　　　数 ▏每次做 2 ~ 3 回，每回停留 3 ~ 5 次呼吸。

节　　　奏 ▏慢—慢—慢。

效　　　果 ▏训练深层肌肉群，消除腹部深层赘肉及脂肪。

辅 助 器 材 ▏弹力带或长毛巾。

第3步

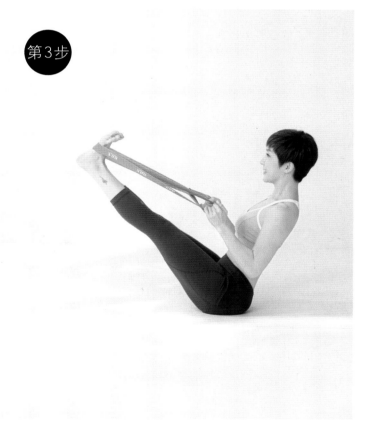

身体往后延伸，双腿向前拉长，感觉背部延展，保持平衡，让身体呈 L 字形。眼睛望向前方，鼻吸鼻吐保持呼吸，维持 3 ~ 5 次呼吸后，吐气放松。

{ 骨盘端正划船式 }

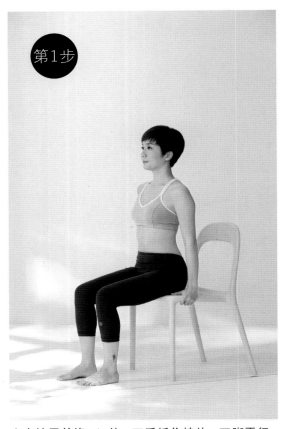

第1步

坐在椅子前缘 1/3 处，双手抓住椅垫，双脚平行，慢慢吸气预备。

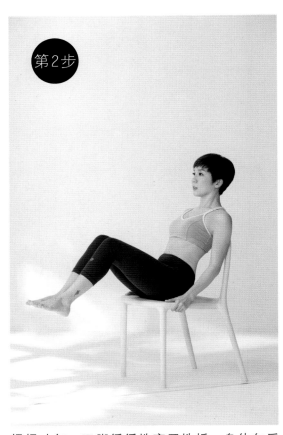

第2步

慢慢吐气，双脚缓缓地离开地板，身体向后倾斜。

次　　数 ▎每次做 3 ~ 5 回，每回停留 3 ~ 5 次呼吸。

节　　奏 ▎慢—慢—慢。

效　　果 ▎适合在上班的空当随时提振精神，可促进新陈代谢，锻炼骨盆底肌群（下盘肌肉群）的深层肌肉。

辅 助 器 材 ▎椅子。

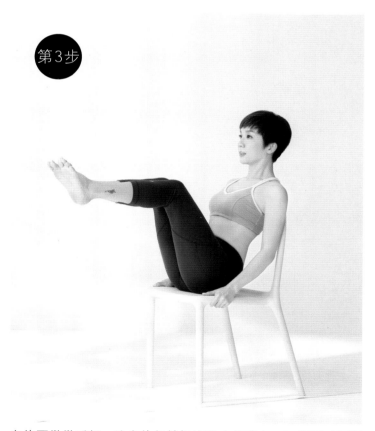

第3步

身体再微微后倾，让身体保持挺直靠在椅背上。双脚同时慢慢抬起，保持在身体前方，双腿膝盖并拢，保持 3 ~ 5 次呼吸，吐气回到预备位置。

我是对减肥灰心的
金刚芭比。

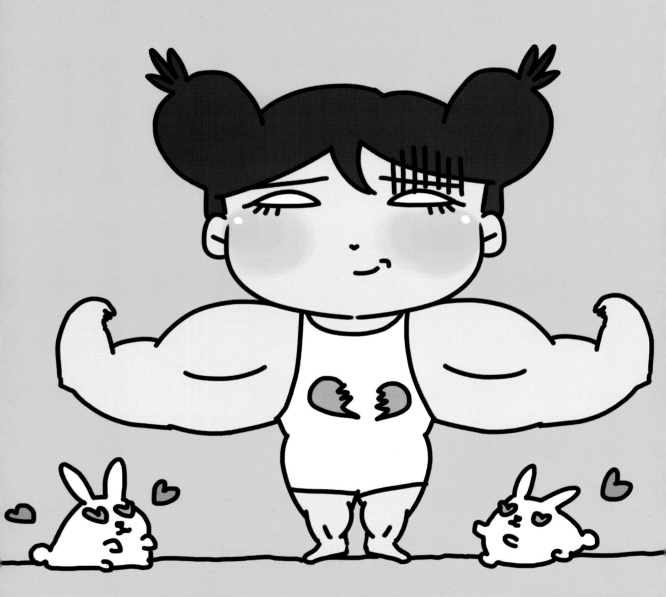

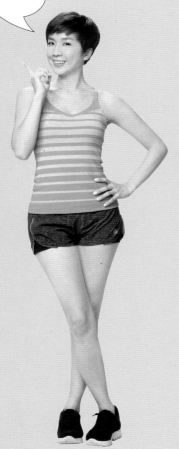

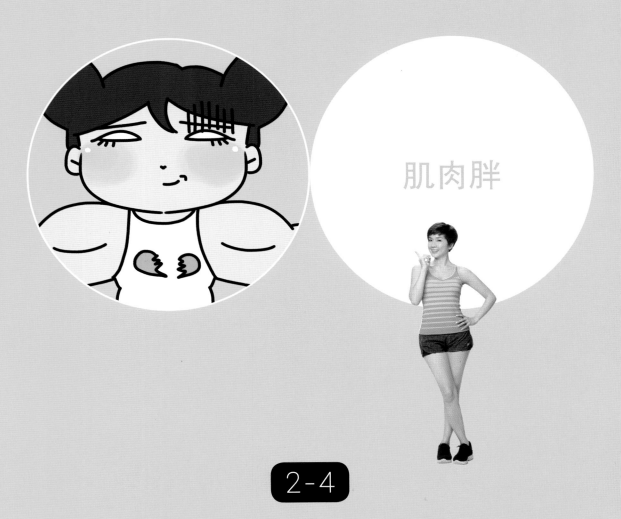

肌肉胖

2-4

其实我不胖，
只是天生壮

比例对，金刚也能变天鹅

有肌肉看起来也会胖？！

会的！因为平常姿势不良的关系，或是运动项目的刺激等原因，都可能让肌肉线条变得粗而短。比如长期短跑或是练举重，都需要突然增大强度的动作方式，这样通常会让局部的大块肌肉过度发达，造成肌肉不正常地增生，让你看起来变粗壮。

在优雅瘦的整体概念中有两个重点：第一是柔软度。女生的身体有足够的柔软度，肌肉才会修长有弹性。第二是核心肌群。当我们的核心肌群有力气的时候，举手投足之间就会变得轻盈、优雅。所以，在训练肌肉时，重要的是要让肌肉能够伸长而且有弹性，能够负担全身各器官及部位的正常运作，而不是一味地操练某个部位。

本书教授的"法式慢运动"都属于可以训练到全身肌肉的心肺有氧运动，可以帮助大家降低剧烈运动所造成的伤害，并练出修长好看的身体线条。这些动作可以帮助身体外侧的大肌肉群放松，使内侧的深层小肌肉群更发达，久而久之肌肉线条就会变得比较修长，衣服的尺寸就会不知不觉地小个 2 ~ 5 厘米，视觉上的身材比例会变得好看，整个人也显得更优雅。

有些人上班没时间运动，便会利用周末的时间拼命动起来。经常在健身房看到有人整个下午都在跑步机上跑步，或是拼命做举重练习。也有人会选择在周末时骑一整天的自行车。

但是，很多人周末运动完，周一上班时总是喊着脚酸、屁股痛，浑身不舒服。这都是因为他们运动前没有做足够的热身，加上施力错误，做得太快太剧烈，造成乳酸堆积，从而产生局部酸痛。

在做运动时，每当你更换一个运动项目，一开始一定要慢慢做，不要追求做的次数，而是应该留意姿势、动作是否正确。如果运动得太急，很容易忽略自己的肌肉耐力所能到达的程度，容易做出超出身体负荷能力的训练，倘若姿势也不正确，肌肉便会拉伤。

循序渐进的观念非常重要，身体线条的训练也是一样，当身体适应了一项运动后，再换下一项慢慢做，否则会欲速则不达。原本想变成优雅的天鹅，结果却练成壮硕的金刚芭比就不好了。

Method

有肌肉胖困扰的女生，在做运动时一定要注意，不可以只做一项运动，或是只做重量训练，一定要全面性地做全身的心肺有氧运动，才能把原本不正常的局部肌肉群打散，练出美丽的整体线条。

我设计了全身性的动作来帮助肌肉胖的女生拉长身体的线条，将原本"卡住"的部位疏通。运动时，请务必配合优雅的肢体动作及运用深层的腹式呼吸法，而不要使用蛮力做操。一般进行 2 ~ 3 个月的练习，身体就可以慢慢呈现出修长的线条了。

此外，肌肉胖的人虽然代谢方面没有太大的问题，但因为本身肌肉较紧绷，容易腰酸背痛，所以舒缓身体肌肉很重要。建议你们多按摩、多做深层的腹式呼吸，帮助自己养成长肌肉的优雅体质。做完运动后，可以泡个舒服的热水澡，让已经打开的毛孔得到放松，身体也不容易堆积乳酸，一天的疲劳就能在舒适的感觉中得到完美释放，晚上还能更好地入睡。

解 决 方 法

{ 瘦肌养成下犬式 }

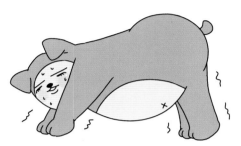

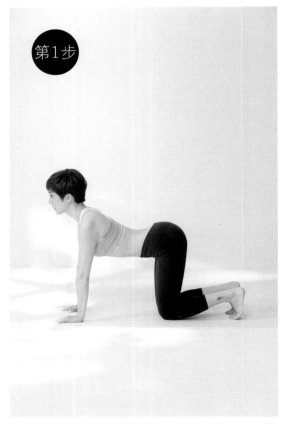

第1步

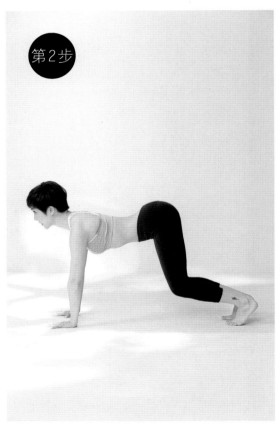

第2步

身体呈猫式，四足跪姿预备。双手撑地，双腿膝盖着地，吸气预备。

吐气，把力量放在双手上，膝盖慢慢离开地板。

次　　数	早、晚练习，每次练习 3 ~ 5 回，每回停留 5 ~ 10 次呼吸。
节　　奏	慢—慢—慢。
效　　果	拉长背部、腿部肌肉，消除粗壮的萝卜腿。帮助延展腿后肌群及线条。
辅助器材	无。

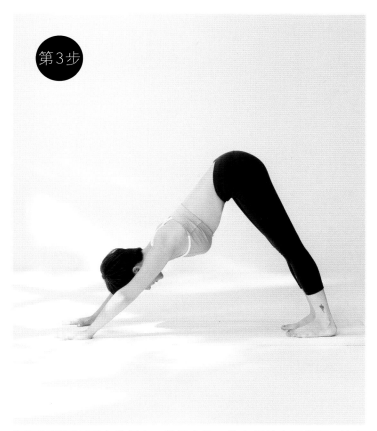

第3步

慢慢把脚后跟踩在地板上，伸展身体，将力量放在下背部，让身体呈倒 V 字型，若脚后跟无法完全着地，膝盖可微弯曲，脚后跟微微提起。停留 5 ~ 10 次呼吸。

{ 纤腰侧伸展操 }

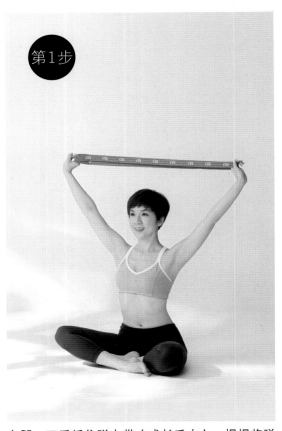

第1步

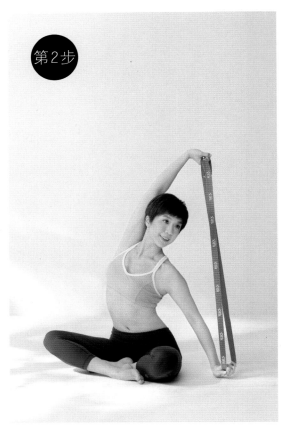

第2步

盘腿，双手抓住弹力带（或长毛巾），慢慢将弹力带向上拉伸，吸气。

吐气，左手慢慢着地，右臂向上伸展，拉伸右边的肌肉，慢慢吸气，再回到正中间的位置。

次　　数 ▍ 早、晚进行。两边吐吸算一次，总共做3～5次。

节　　奏 ▍ 慢—慢—慢。

效　　果 ▍ 拉长腰、背部的肌肉群，训练出"平板背"，让背部线条漂亮修长。促进上半身淋巴排毒。

辅 助 器 材 ▍ 弹力带或长毛巾。

第3步

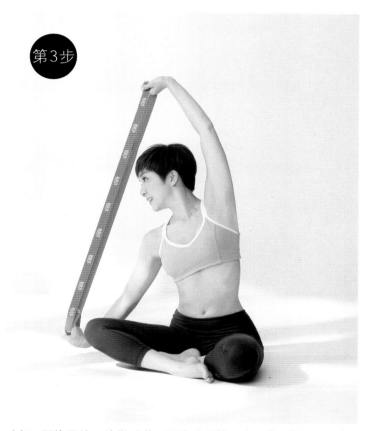

吐气，再换另外一边做动作。两边吐吸算一次，总共做3～5次。

{ 纤体排毒操 }

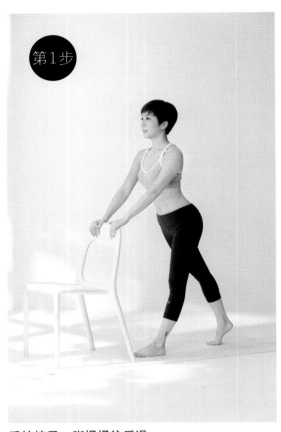

第1步

手扶椅子，脚慢慢往后退。

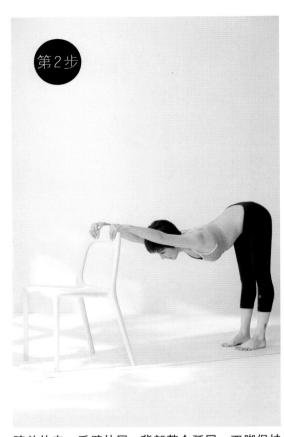

第2步

膝盖伸直，手臂伸展，背部整个延展，双脚保持平行，保持 3 ~ 5 次呼吸。

次　　数 ▌早、晚各练习 3 ～ 5 回，每回做 2 ～ 3 次。

节　　奏 ▌慢—慢—慢。

效　　果 ▌伸展全身深层肌肉群，帮助全身淋巴排毒。

辅 助 器 材 ▌椅子。

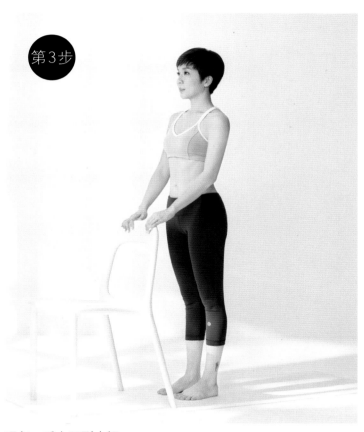

第3步

吸气，重心回到中间。

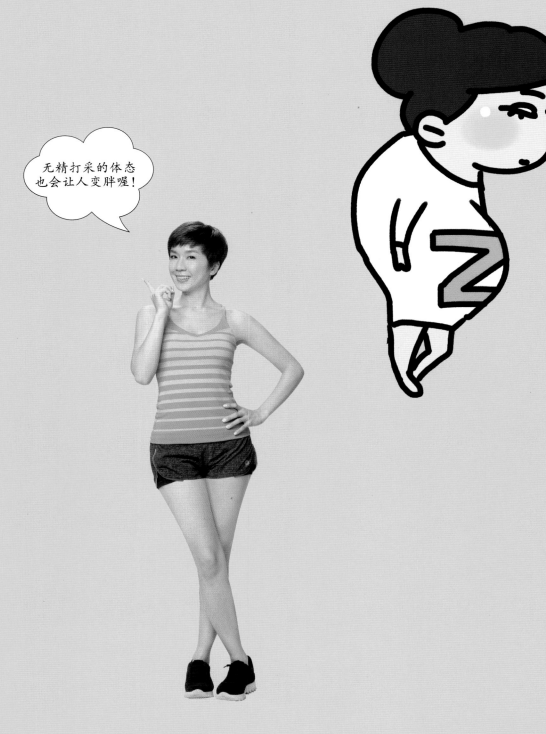

身体一瘫软，
心情才舒坦。

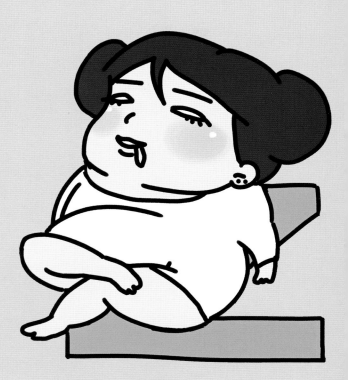

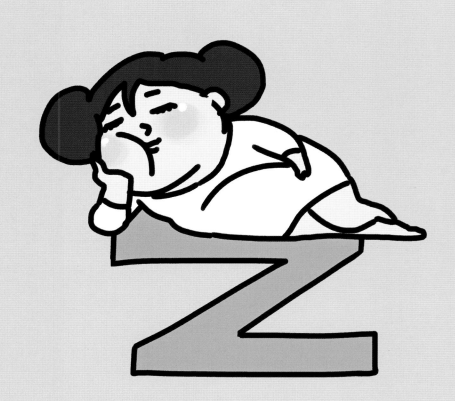

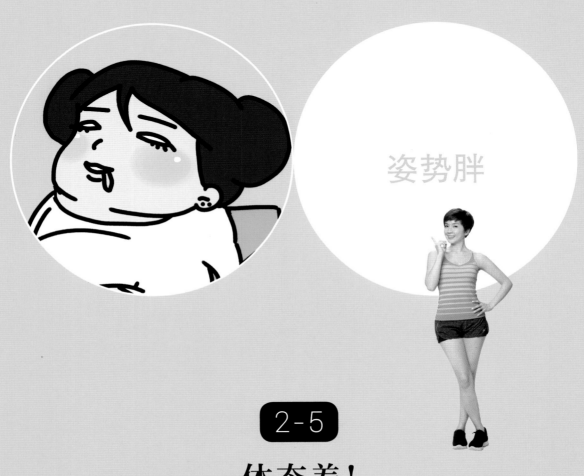

姿势胖

2-5

体态差！
就爱懒懒地
躺、坐、站

要拥有优雅的体态，秘密就在每日的姿态习惯中

现代人运动量不足，本来就容易发胖。上班族长时间待在冷气房及办公室里，容易养成不好的姿势习惯，例如坐姿不正、跷腿、站姿不正、脊背不正、驼背、斜肩等，这些不良姿势会造成下半身的淋巴阻塞。

此外，也有不少女生外形其实瘦瘦的，但总让人觉得没有精神，感觉她的肌肉比例很低，这样的女生上了年纪之后，发胖的几率是非常大的。为什么会这样呢？这都是因为她们的生活习惯不当，导致姿势不对！

长时间姿势不良，会造成骨盆倾斜、脊椎侧弯、弓身驼背、胸部下垂、有副乳，这些都会让你的体态变得不再优雅。而且因为身体不正，会造成血液循环及内脏功能都变差，代谢会变慢，体内脂肪堆积，身体的肌肉比率下降，你就更不可能拥有健康而标准的身材。

骨盆可说是人体脊柱的根基，骨盆如果倾斜，全身的脊椎就容易失衡。对女生来说，骨盆歪斜不只影响美观，还会影响消化、排泄，引起痛经、子宫异位等问题。所以，姿势不正，不仅仅会引起肥胖问题，它的背后还有更大的健康隐忧！

问 题 分 析

Analysis

引起上班族女生姿势不良的原因有很多。最常见的是长时间穿高跟鞋，长期用脚尖及脚外侧走路，这样会造成 O 形腿、大腿粗、小腿壮。而且因为穿高跟鞋会使身体重心前移，长期牵拉到腰部肌肉，肌肉逐渐痉挛，会导致慢性腰痛。由于脊椎力学问题，穿高跟鞋会引起骨盆、膝盖、踝关节痛，并牵连全身，引发头痛、颈肩酸痛等症状。

另外，上班族女生也常因久坐办公室而出现下半身循环不良，并会因髋关节活动不良而出现骨盆倾斜、骨架走位、肌力失衡，下半身就会变得非常肥厚而且很难瘦下来。

还有很多女生有跷脚的坏习惯，这会导致骨盆弯斜，出现小腹过大、不易消除的情形。一定要随时提醒自己挺胸、收腹、直腰、坐正。只要一想起来就赶快坐正，多少会有一些帮助。身体一旦松垮，无形之中肌肉线条就不会修长好看，人也好像变矮了 1 ~ 2 厘米，看起来就是双重肥胖的效果，务必要小心预防。

Method

要改善姿势胖，一定要从扶正上半身脊椎和下半身的骨盆着手。脊椎端正可让身体线条修长、挺拔。因为鼠蹊（腹股沟）、膝盖后方有淋巴经过，所以训练下盘可帮助代谢与循环。

不过，要帮助身体的骨盆及脊椎回到正确的位置，不是一天两天就可以达成的，歪斜的骨盆和脊椎需要通过长时间的练习来慢慢恢复。例如让身体做反方向运动，通过拉伸等方法，使支撑、稳定脊柱的肌群力量恢复，这时与之相连的骨盆也会随之稳定。

日常生活之中，有很多家具及小道具可以帮助身体恢复平衡及端正，例如十分容易取得的长毛巾。可以用双手握住毛巾两端，帮助腿部及身体做伸展动作，配合深层的腹式呼吸法，让关节放松。当你的放松动作越做越好时，你就能释放体内的压力，使背部、肌肉都获得放松，促进全身血液循环。

椅子则可帮助锻炼腰部及下半身，有利于燃烧脂肪，防止脂肪蓄积在小腹、臀部及大腿。一旦脊椎及骨盆弯曲的情况得以改善，那么，肌肉的比例将会渐渐增加，新陈代谢也能加快，发胖的几率下降，整个人会更轻盈。

解决方法

{ 纤背蝗虫式 }

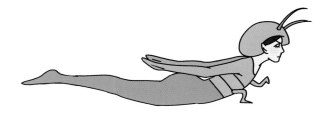

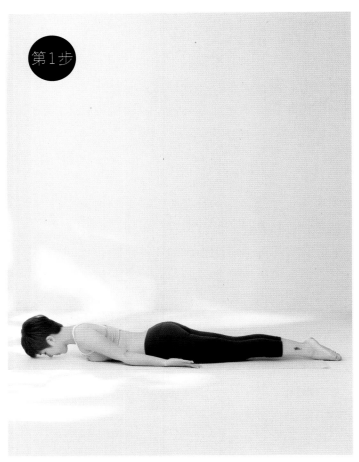

身体趴在地板上，双手向后伸展，吐气预备。

次　　数 ▎早晚做 2 ~ 3 回，每回做 3 ~ 5 次呼吸。

节　　奏 ▎慢—慢。

效　　果 ▎加强下半身肌力及循环，锻炼出紧实的"蜜桃臀"；训练胸口及背部肌肉群，改善驼背，端正脊椎。

辅 助 器 材 ▎无。

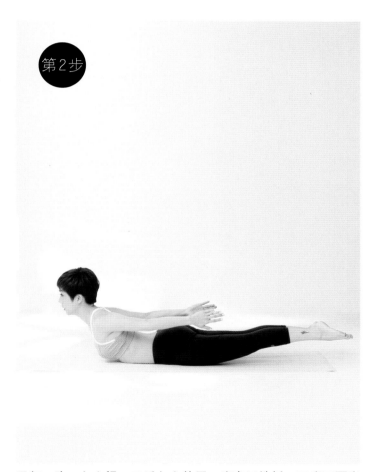

第2步

吸气，胸口向上提，双手向上伸展，脚离开地板，双脚不要张开超过骨盆宽度。停留 3 ~ 5 次呼吸，吐气放松。

{ 纤体椅子式 }

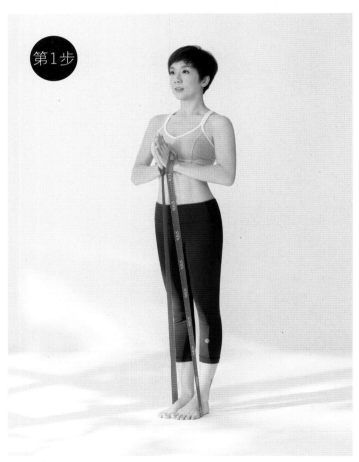

第1步

双脚踩在弹力带（或长毛巾）上，用双手勾住或握住弹力带两端。吸气预备。

次　　　数▏早晚做 2 ~ 3 回，每回做 3 ~ 5 次呼吸。

节　　　奏▏慢—慢。

效　　　果▏加强锻炼背部、大腿内侧深层肌肉群，并强化下半身肌力。

辅 助 器 材▏弹力带或长毛巾。

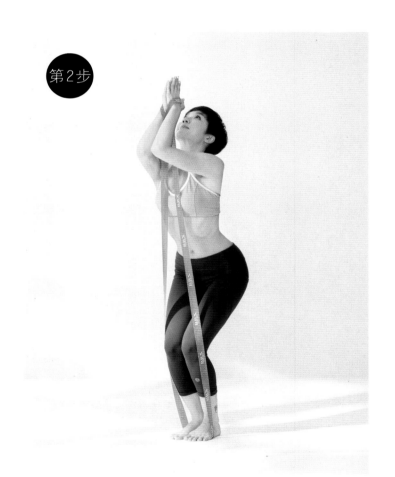

第2步

吐气，双腿膝盖弯曲，膝盖不要超过脚尖，背部伸直向上伸展，两手肘并拢，双手合掌向上伸展。停留 3 ~ 5 次呼吸。

{ 美形后拉手 }

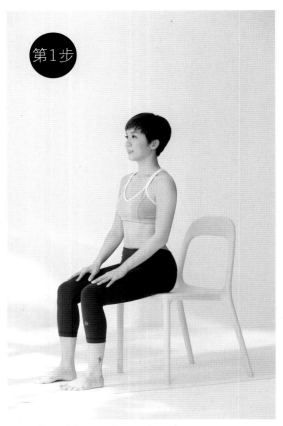

第1步

坐在椅子前方 1/3 处，吸气预备。

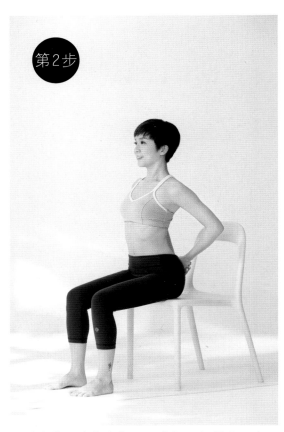

第2步

双手在背后十指交扣，双脚打开与骨盆同宽。
吐气。

次　　　数｜早晚各做 2 ~ 3 回，每回停留 3 ~ 5 次呼吸。

节　　　奏｜慢—慢—慢。

效　　　果｜伸展胸口肌肉群，促进腋下淋巴循环，改善
　　　　　　驼背及虎背熊腰，强化颈椎肌肉线条。

辅 助 器 材｜椅子。

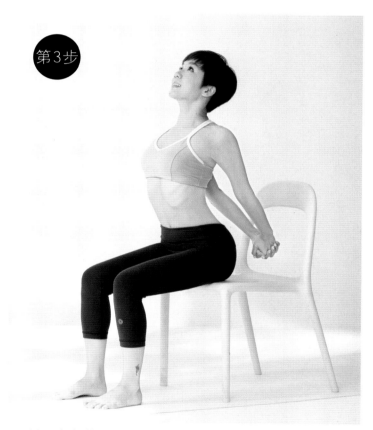

第3步

双手向后慢慢伸直，胸口向上方挺起，眼睛向上看，停留 3 ~ 5
次呼吸。

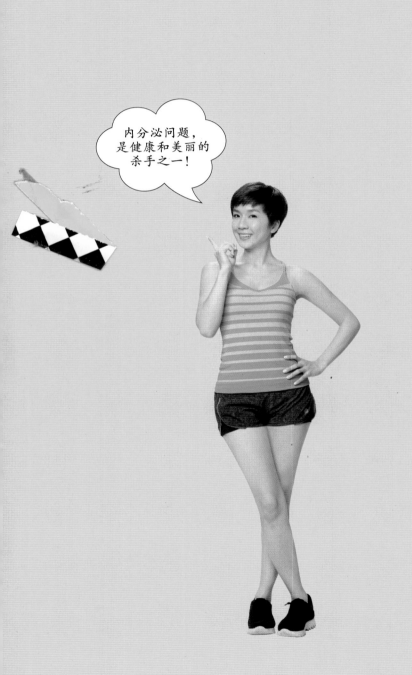

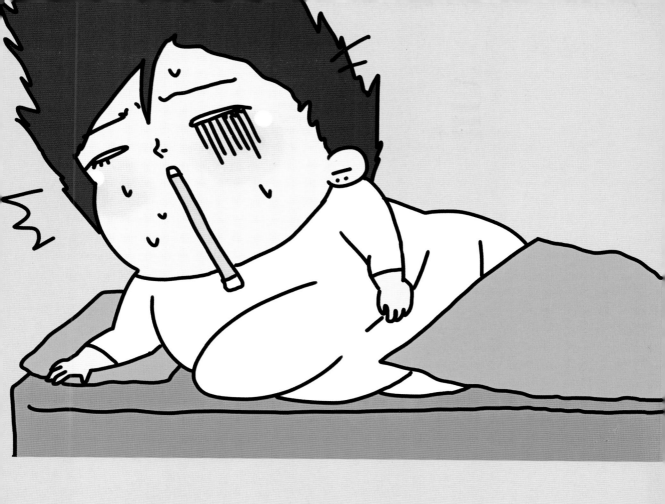

只是睡个觉，
睡醒身材全走样。

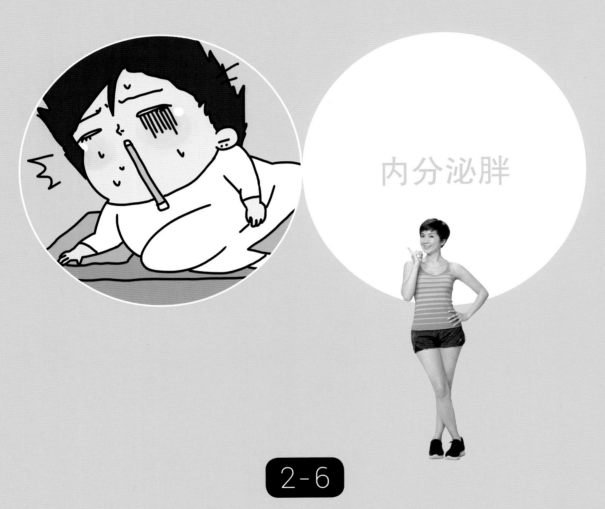

内分泌胖

2-6

好可怕！
身体突然就发胖

永远要当玫瑰花

女生都很注重容貌及身材，但女性的内分泌问题，却是健康美丽的杀手之一。女性内分泌失调与否主要由雌激素、黄体素以及一些雄性激素所控制，内分泌失调与否都源于这三种激素作用的多寡。

我见过一些女生身体已经出了状况，比如脸上狂冒痘痘、肤色暗沉、肤色偏黄、长斑、月经失调、子宫肌瘤、更年期综合征、异常出汗、脾气暴躁等等。很明显，身体已经发出了警报，她们还拼命运动，这样反而会越减越肥。内分泌失调还会导致骨质疏松、代谢不良、肌肉质量下降、肥胖。

你可能会问：内分泌为什么会失调呢？一般认为有五个原因：（1）不良情绪及压力，（2）遗传，（3）年龄，（4）过度减肥，（5）空气及环境中的化学因子。

内分泌失调在现代社会可以说是越来越常见的文明病之一。如果你发现自己突然发胖，怎么样也控制不住，那么就赶快检视一下自己是否有上述的内分泌失调的情况。如果有，请一定要看医生，在医生的指导下进行调理，再搭配"法式慢运动"来改善，才有办法真正地瘦得健康又开心。

内分泌失调胖的人，常常会觉得自己"明明吃得不多，为什么一直胖？"而且这种胖通常伴随着水肿现象。

如果自觉胖得莫名其妙，不清楚是否是内分泌失调胖，那么有一个简单的判断标准：看自己是否健康。因为大部分内分泌胖的人会出现荷尔蒙失调或是月经失调的状况，有些人从皮肤外观就看得出问题，脸上会冒痘、长斑；有些人则是身体经常疼痛、月经不调。

如果你在月经要来的前几天，会有下腹闷痛、胸部感觉胀胀的、皮肤出油、痘痘多、烦躁易怒、身体水肿等症状，其实就是有轻微荷尔蒙失调的问题产生了。这时候，记得要好好调理身体，不要吃冰冷的食物，可以用简单的按摩及深层的腹式呼吸法来缓解生理期不适，再配合做本书的"法式慢运动"。

如果月经来时痛经严重，或生理期过后仍有身体不适的感觉，或者生理周期根本就不固定，那么，一定要看医生。因为月经不正常的人，身体代谢也会异常，这样是休想好好减肥的！

Method

我建议内分泌失调的女生，要把自己当成"玫瑰花"一样细心呵护。首先，要释放压力，适时放松，做自己喜欢的事情。其次，要从饮食上细心调理身体。不可以吃任何加工食品，以免人工的添加剂扰乱内分泌。也不可以喝冷饮，冷饮会让身体温度降低，原本已经失衡的体内循环将会因此变得更加紊乱。

此外，作息也是一大重点，每天规律地起床、睡眠，三餐定时都有助于身体各器官的运作及修复。另外，一定要搭配深层呼吸的运动，帮助活化子宫、卵巢功能，才可刺激正常激素分泌，改善内分泌失调。本书收录了锻炼腹部核心肌群的慢运动，可以增强体力，让身体更结实。

内分泌失调涉及的范围很广，不是一朝一夕的练习就会有显著成效的，要调理需要有耐性，至少 2 ~ 3 个月以上才会感觉到效果。千万别觉得自己怎么瘦不下来就灰心或找捷径，过度吃药减肥、节食等极端方法，反而会加剧内分泌失调及月经紊乱，让你变得更胖，一定要小心。

解 决 方 法

{ 美人猫式 }

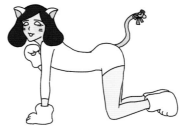

第1步

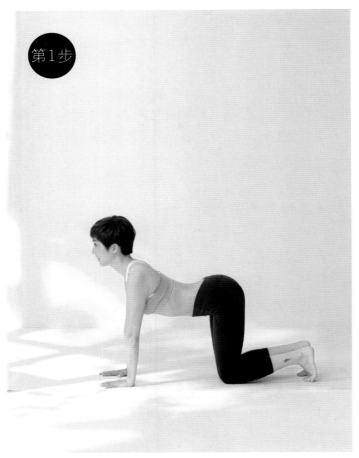

身体呈四足跪姿，猫式，吸气预备。

次　　数┃每次做 1～2 回，每回保持 10～15 次呼吸。

节　　奏┃慢—慢。

效　　果┃活化子宫及卵巢，改善子宫、骨盆倾斜问题，促进腋下淋巴循环，美化背部线条。

辅 助 器 材┃无。

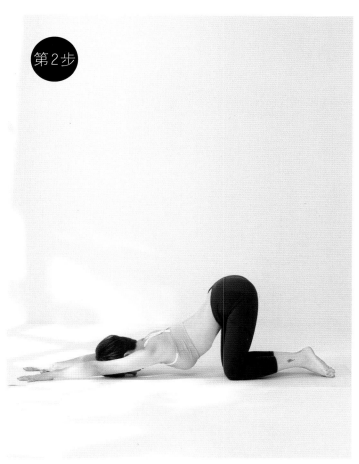

第2步

吐气，臀部向后伸展，双手向前伸展，胸口尽量贴近地板，额头贴地。保持 10～15 次呼吸后休息。

{ 激活美人式 }

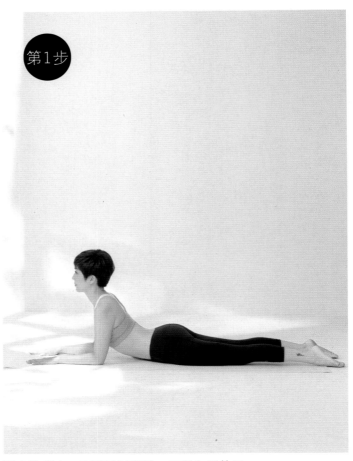

第1步

趴在地板上，双手手肘撑地，双腿向后伸展。

次　　数 | 每次做 1 ～ 2 回，每回保持 10 ～ 15 次呼吸。

节　　奏 | 慢—慢。

效　　果 | 刺激大腿内侧血液循环，紧实臀部及大腿肌肉，活化子宫肌肉群，舒缓经期不适症状。

辅助器材 | 无。

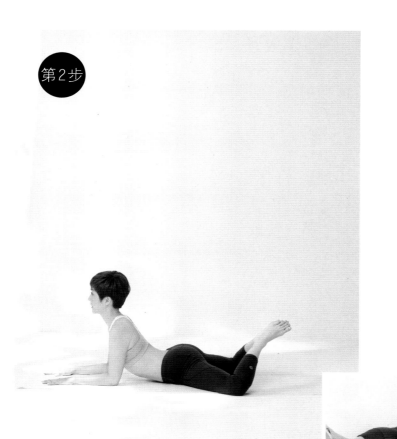

第2步

双腿向外打开，两脚掌相贴合。上半身向上抬高，腿尽量向外打开。保持 10 ～ 15 次呼吸后休息。

{ 精雕蜜桃臀 }

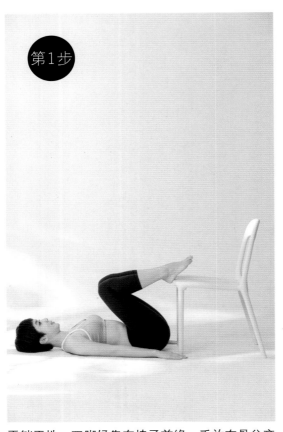

第1步

平躺于地，双脚轻靠在椅子前缘，手放在骨盆旁边，吸气预备。

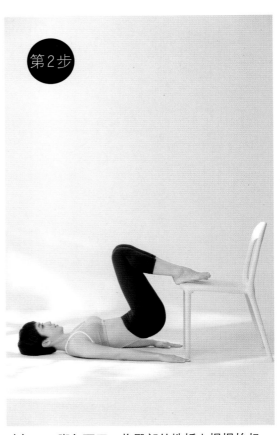

第2步

吐气，双脚向下压，将臀部从地板上慢慢抬起。

次　　　数 ▎睡前做 2 ～ 3 回，每回保持 3 ～ 5 次呼吸。

节　　　奏 ▎慢—慢。

效　　　果 ▎帮助入眠，加强血液循环，可提臀，协助下
垂的子宫、卵巢归位。

辅 助 器 材 ▎椅子。

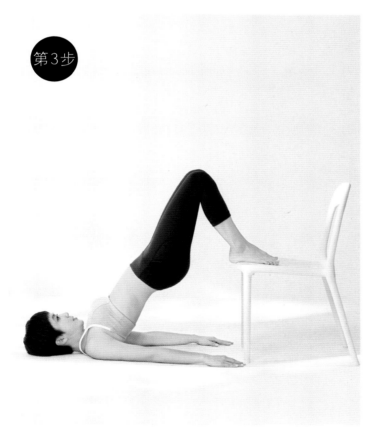

第3步

将臀部继续抬高，使肩膀与臀部呈一条直线。力量放在肩膀
上，双手微微撑地，双腿膝盖、大腿保持平行，臀部夹紧。
保持 3 ～ 5 次呼吸，慢慢吐气放松。

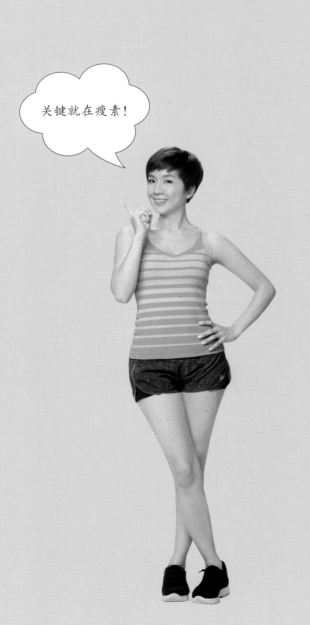

压力一大，
零食购买力就大。

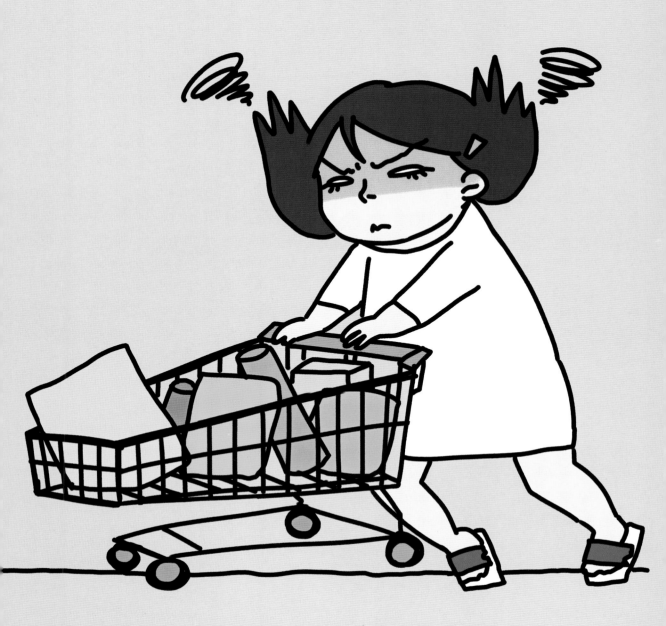

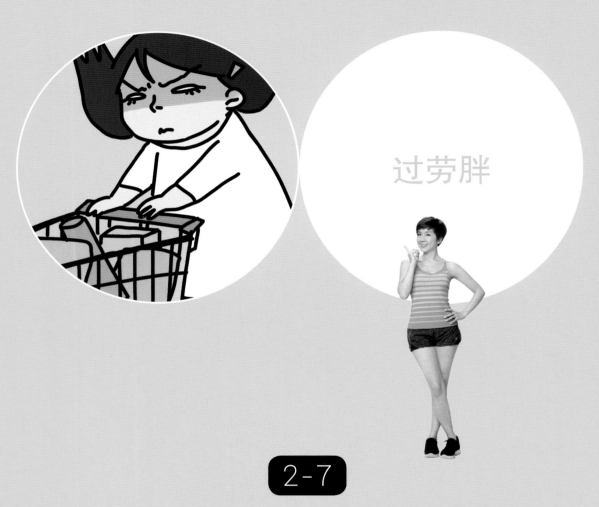

过劳胖

2-7

压力大，
越忙就越胖

◆ 忙，是胖的好朋友

过度操劳不是会让人变瘦吗？怎么反倒变胖了呢？

因为现在的上班族多数坐在办公室内，从事着身体不动，脑子却停不下来的工作。虽然常加班加到虚脱，但超时的用脑工作会导致过度劳累，引起体内荷尔蒙分泌变化，而且食欲会大增，不但不会变瘦，恐怕会越累越胖。

过劳还会造成内分泌调节异常，影响到人体的自律神经、免疫调节、神经系统及行为模式，造成抑郁症、强迫症、恐慌症等病症。实在太可怕了！

因过劳而肥胖的人有几个特点：常常白天感觉很疲累，到了晚上却睡不着、失眠，睡眠质量非常不好，"瘦素"因而无法正常分泌，脂肪容易堆积；血压、血糖、甘油三酯、脂肪肝指数往往也是红字，身体越来越虚胖。尤其是肚子上的游泳圈的大小，更经常与加班时数画上等号。

睡眠不足还会造成新陈代谢下降，肌肉无法顺利合成，基础代谢率降低，使得体重很难获得控制。你有没有经常加班到深夜的经历？有没有睡眠不足、饮食不当、压力、为金钱而烦恼等问题呢？如果有的话，你就容易成为过劳胖的高危人群。

问 题 分 析

Analysis

　　过劳胖是现代人的文明病之一。很多上班族可能周一到周五忙着加班，一到周末就倒头大睡，睡到中午才自然醒，周末晚上又约上三五好友吃吃喝喝享受夜生活，在 KTV 通宵欢唱，天亮再回家补觉。等到周一早上勉强爬起来，再继续一整周的痛苦的上班生活。

　　年轻的时候过着日夜颠倒的生活可能没感觉，因为年轻就是本钱。但是随着年纪增加，这种过劳的上班周间工作加上不正常的周末生活，一定会让你的体重悄悄往上长，整个人像吹气球般肿一大圈。

　　所以一定要当心，别让自己的"忙碌"，变成了"盲目"的肥胖！

　　早点睡，身体会分泌"瘦素"帮助你瘦身。工作再忙，也等明天睡醒再说吧！不要将周末变成放纵式的玩乐，将可以为你打下瘦身的健康基础。

有过劳胖困扰的人，首先要做到的是：不要把压力都揽在身上。和朋友聊天、看书、看电影、听音乐、种植有疗愈效果的植物，都是舒压的好方法。接下来则是要"好好吃饭"，甚至要把吃饭这件事看得比工作还重要。很多上班族一忙起来，午餐经常一边盯着电脑屏幕一边吃便当，晚餐则在加班中以泡面充饥，回家再乱搜冰箱吃消夜。这样很容易吃过量，也会因吃下太多营养素不足的加工食品而给身体造成负担，这些坏习惯千万要避免。

吃饭的时候要专心！这样才能好好咀嚼吃下肚的每一口食物，也会在饱足时及时停嘴。没时间准备料理的人，在外就餐则要记住每餐该具备优质蛋白质、蔬菜、优质淀粉，才能有充足的营养成分。而且要吃食物的"原型"；快餐、泡面、面包、三明治、凉面、碳酸饮料这一类加工处理过的食物及饮品少碰为妙。

不少过劳的人长期使用电脑，会有肩颈酸痛、手部僵硬等问题。本节设计了舒缓肩颈、扩张及调整背部肌肉的慢动作，对于改善自律神经失调、促进代谢非常有帮助。

Method

解决方法

{ 后腿延展式 }

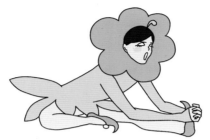

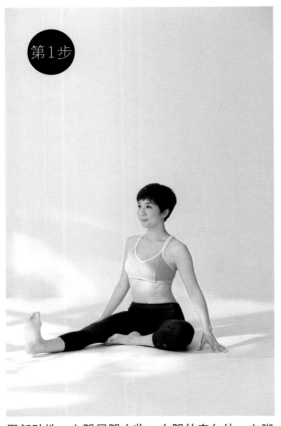

第1步

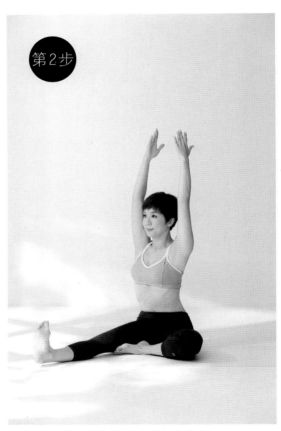

第2步

臀部贴地，左腿屈腿内收，右腿伸直向外，左脚掌碰触右腿大腿内侧。双手轻放于身体旁，吐气预备。

吸气，双手向上伸展，手臂与身体呈一条直线。

次　　数 ▎每次做 2～3 回，每回左右各保持 3～5 次呼吸。

节　　奏 ▎慢—慢—慢。

效　　果 ▎伸展背部及大腿、小腿肌肉群，调整自律神经。
　　　　　减缓下半身肿胀、腰酸背痛，帮助入眠。

辅 助 器 材 ▎无。

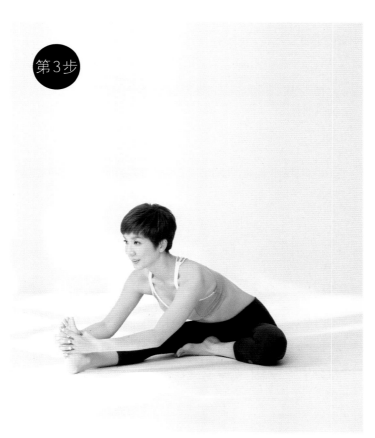

第3步

缓缓吐气，双手抓住右脚脚尖。若抓不到脚尖，双手可放于右
脚两侧，背部伸展，眼睛平视前方，停留 3～5 次呼吸，换脚
练习。

{ 美背延展式 }

次　　数 ▏ 每次做 3 ~ 5 回。每回做 5 ~ 10 次，吸气
向上、向后＋吐气向后、向前为 1 次。

节　　奏 ▏ 慢—中—中—中—中—慢。

效　　果 ▏ 伸展手臂及背部肌肉群，舒解上半身压力。

辅 助 器 材 ▏ 弹力带或长毛巾。

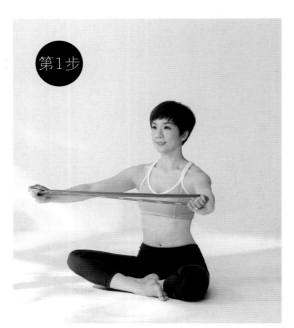

身体呈盘腿坐姿，保持背部挺直。双手伸直，平
举弹力带（或长毛巾），与地板平行。

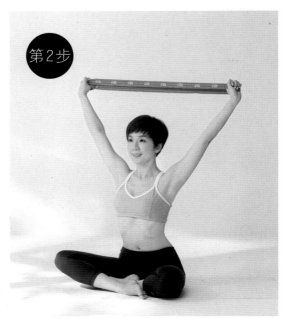

手握弹力带（或长毛巾），吸气，手肘伸直，将
弹力带拉过头顶，手臂与身体平行。

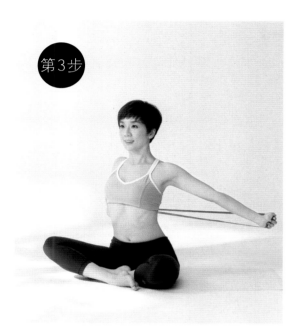

第3步

吐气，用肩部力量带动手臂向后做更大的伸展。手肘打直，手臂呈一直线。

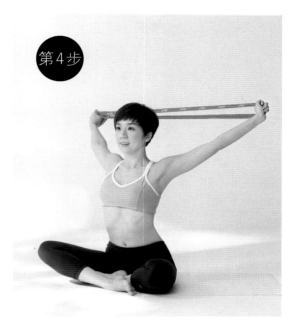

第4步

吸气，伸直手臂，以画圆弧的方式将手臂由下向上带至头部后方，手臂尽可能向后伸展，这时手臂有紧实的感觉。

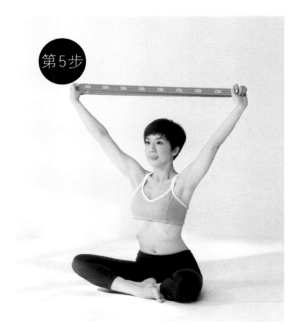

第5步

继续吸气，手肘打直，将弹力带拉至头顶上方，手臂与身体平行。背部要继续挺直。

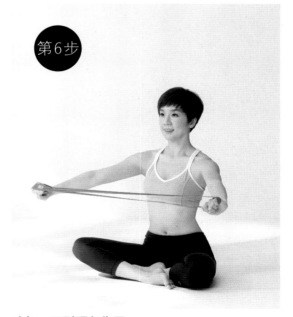

第6步

吐气，回到预备位置。

{ 纾压纤体式 }

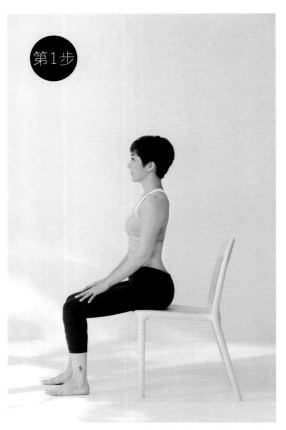

坐于椅子 1/3 位置，双脚打开与骨盆同宽，双手轻放于大腿上。

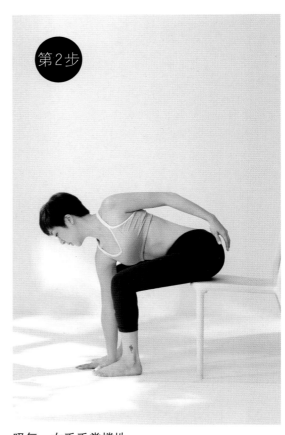

吸气，右手手掌撑地。

次　　　数 ▌上班时随时进行，每次做 2 ~ 3 回，每回左右各保持 3 ~ 5 次呼吸。

节　　　奏 ▌慢—慢—慢。

效　　　果 ▌缓解自律神经失调，帮助淋巴循环，提神醒脑。

辅 助 器 材 ▌椅子。

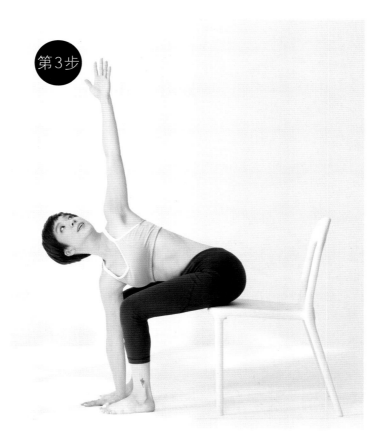

第3步

吐气，将左手手掌向上伸展。双手手臂呈一条直线，眼睛望向天花板。保持 3 ~ 5 次呼吸再换另一边练习。

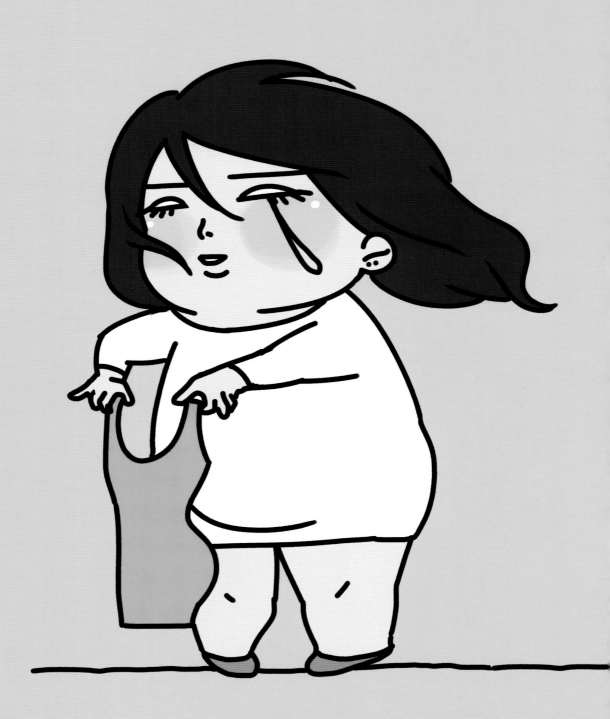

孩子，妈生你前也
是很苗条的好吗。

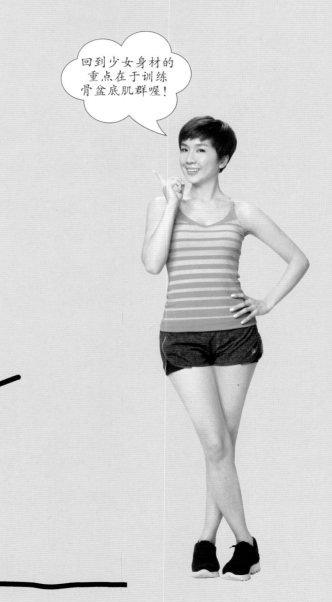

回到少女身材的
重点在于训练
骨盆底肌群喔！

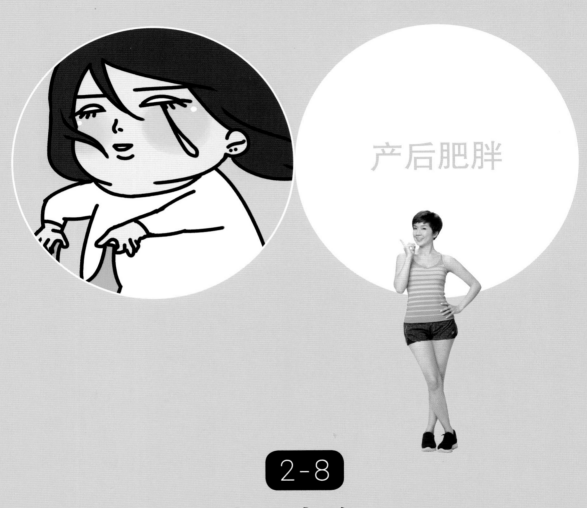

肥胖成因 · 第8型

产后肥胖

2-8

生了小孩，
少女身材回不来

学习法国妈妈的优雅

曾有研究指出，女生最容易发胖的时候，就是在生完小孩后。已婚有小孩的妇女平均 10 年内增重约 9 千克，每生一个小孩，肥胖几率就增加 7%！你是不是也是产后胖的受害者？

为了照顾先生、小孩，妈妈们总是忙得不可开交，别说运动，可能连自己的时间都没有！最惨的是，有些妈妈因为照顾小孩压力大、睡眠不足，只好靠吃来发泄，自然越来越胖。

产后最容易发胖的部位，绝对是下半身及小腹了。生产会造成骨盆底肌群（下半身的内收肌群）松弛，导致大腿、臀部肥大，若加上姿势不良、长期劳累，更会形成淋巴阻塞而引起水肿。再加上抱小孩会抱出粗壮的手臂，很多妈妈的肩膀都比生产前更厚实。喂母乳的妈妈，还会有胸部下垂、变形、副乳等问题。

因此，产后瘦身的最大重点在于训练骨盆底肌群。骨盆底肌群得到充分的锻炼，身形才会挺拔，身体代谢也会变好。用简单而缓和的动作，可以慢慢地让怀孕期间发胖的部位——瘦回来。最后，再加上饮食控制，只吃真正有营养的食物，身材就可以变得精实好看。

因为怀孕而被撑开的肚皮、骨盆，在生完小孩之后，很难马上瘦回来。再加上坐月子、哺乳期间长辈总是说要多进补，很多妈妈会不小心摄入比平常多很多的热量，再加上长期不运动，臃肿的身体将变得更胖、更难以瘦下来。

有些妈妈会自我安慰："生过小孩体质一定会改变""带小孩没时间做运动"，这些都是瘦不下来的阻力。

怀孕对女人来说的确是一大改变，体质更与以前大不相同，以前怎么吃都不易胖的体质，会变得更为敏感。因此要加倍爱护身体，留意每一口吃下肚的食物是为身体提供了真正需要的营养，还是只是满足口腹之欲、徒增脂肪的空热量。

生完小孩，再加上年龄增长，女生的新陈代谢率逐年下降，肌肉群也会流失。倘若没有肌肉的话，身体很容易生病，而且看起来会比实际年龄还衰老。而要拥有肌肉的最好办法，就是运动！运动可以强化肌肉群及耐力，让你看起来更健康。

我很佩服法国的妈妈们，在她们心中，除了"妈妈"这个角色之外，妻子、职场女性也是她们生活的重心，不用为了某个角色而牺牲另外一个。很多法国妈妈认为，再尽心尽力的母亲也该保留一些力气和热情给孩子以外的事物，让自己可以优雅地享受生活。所以，法国妈妈会在意穿着、身材，将自己维持在好看的状态。

你也可以学学法国妈妈，不需要紧张孩子功课没写完、不用对孩子大吼大叫快点来吃饭。在忙得不可开交的生活中，利用零碎的空当，做些简单的慢运动来调养身心。例如煮饭时用深层的腹式呼吸法练习伸展；也可以趁着小孩睡觉，或是在床上准备就寝的短暂时光来做操……让平常缺乏活动的肌肉随着规律的动作达到出力、微微酸痛的效果，这样可以提高心肺功能。另外，也可以特别加强下半身的运动及肩膀、手臂线条的锻炼。

最后请记得：保持正向、乐观的心态，也是瘦身成功的关键。就算再忙，每天都要优雅地做慢运动，让自己自在地动起来。

解 决 方 法

{ 瘦臀纤腿式 }

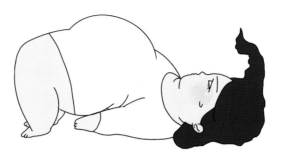

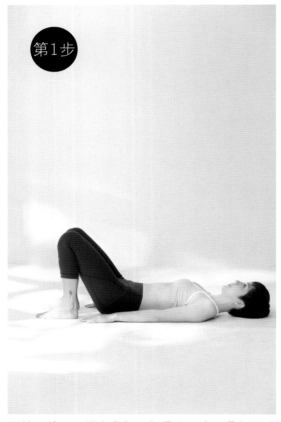

第1步

平躺于地，双腿弯曲打开与骨盆同宽。背部平贴于地板上，双手放于身体两侧，手心朝下。

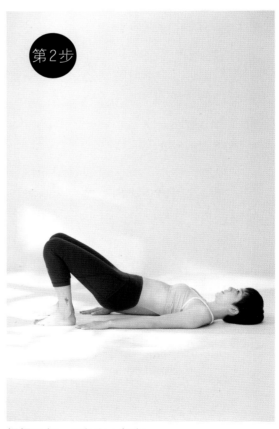

第2步

慢慢吸气，臀部向上挺起。

次　　数 | 晚上做 3 ~ 5 回，每回停留 3 ~ 5 次呼吸。

节　　奏 | 慢—慢—慢—慢。

效　　果 | 紧实臀部与大腿内外侧，改善子宫脱垂，帮助子宫收缩复位；也有助于改善睡眠。

辅 助 器 材 | 无。

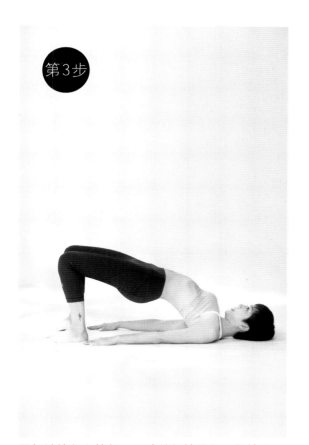

第3步

臀部继续向上抬起，两膝盖保持平行。保持 3 ~ 5 次呼吸。

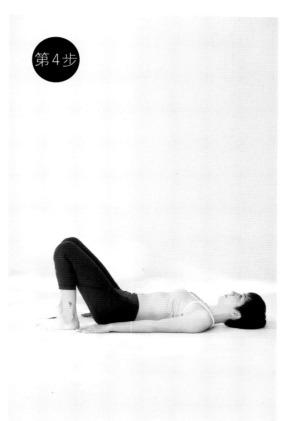

第4步

慢慢吐气，回到预备位置。

{ 少女回春式 }

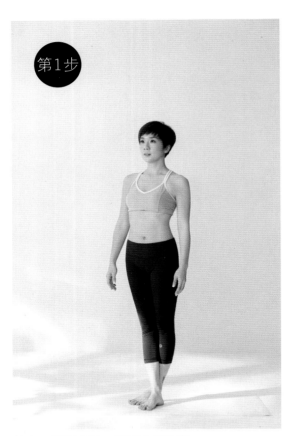

第1步

站立，双脚交叉。双手自然下垂。

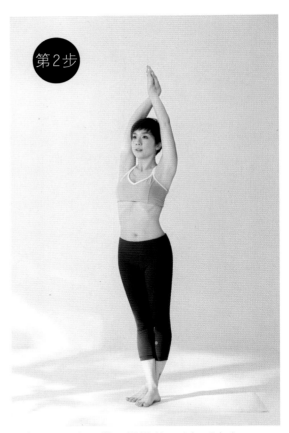

第2步

吸气，双手向上抬，慢慢举至头部后方交叉。

次　　　数 ▎每次做 2 ~ 3 回，每回停留 2 ~ 3 次呼吸。

节　　　奏 ▎慢—中—慢。

效　　　果 ▎紧实臀部，伸展全身肌肉群，促进淋巴排毒。

辅 助 器 材 ▎无。

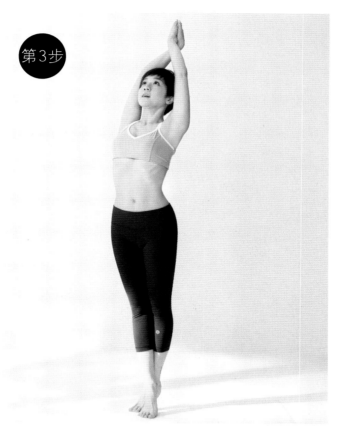

第3步

继续吸气，脚尖尽量踮高，全身向上伸展，臀部夹紧。

｛ 打造弹力蜜桃臀 ｝

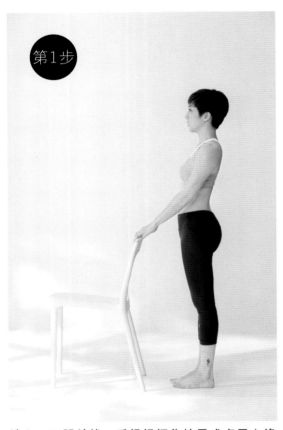

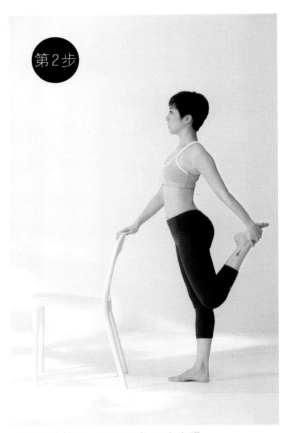

站立，双腿并拢，手轻轻握住椅子或桌子上缘预备。

左膝弯曲抬起，左手抓住左脚脚踝。

次　　　数▕ 左右各做一下为一回 ，每次做 1 ~ 2 回，
每回停留 3 ~ 5 次呼吸。

节　　　奏▕ 慢—慢—慢。

效　　　果▕ 紧实下半身，消除大腿后侧及臀部赘肉，改
善虎背熊腰的情况，练出美丽的背部线条。

辅 助 器 材▕ 椅子。

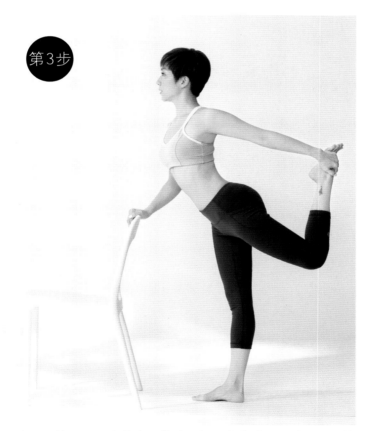

第3步

左脚向后推，运用脚的力量推动手部。身体微微向前倾，保持
3 ~ 5 次呼吸，感觉背部肌肉群被拉伸。回到预备位置，然后
换另一侧做动作。

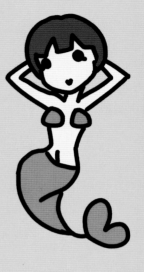

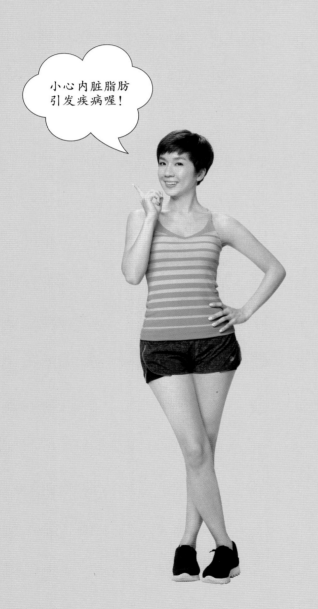

小心内脏脂肪
引发疾病喔！

我要人鱼，
不要河豚啊。

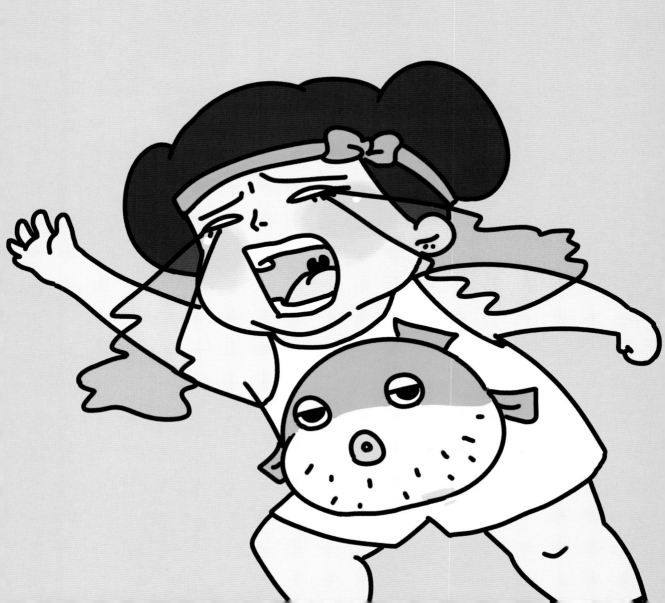

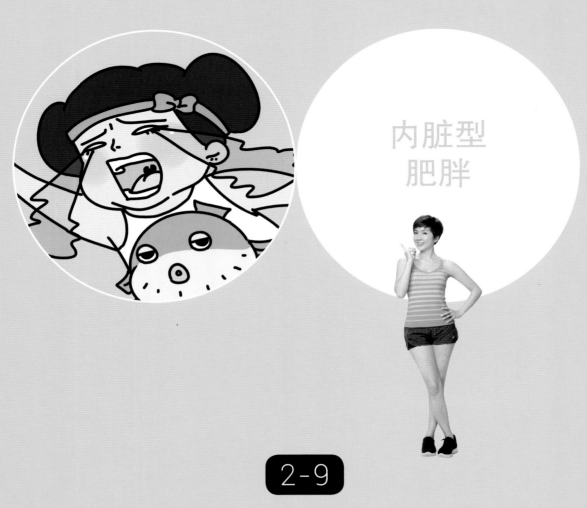

内脏型
肥胖

2-9

练不出人鱼线，
只有河豚线

由内而外都健康，就能优雅瘦

你有圆滚滚的肚子、腹部有明显松垮的"河豚线"的困扰吗？如果有的话，那你要小心了。因为你可能是内脏型肥胖的受害者。内脏型肥胖往往伴随着中广身材，而且和下半身肥胖是形影不离的"肥胖双煞"，对健康的危害不小。

内脏型肥胖的人，因为代谢功能差，肝功能比较弱，无法分解脂肪，脂肪都附着在内脏部位，导致内脏部位相对肥大，所以这类人发生高血糖、高胆固醇、心脏血管病等疾病的几率就会提高。

这些围绕在内脏周围的脂肪会造成身体代谢不良，并且会让你的腰腹变得很粗。女生如果腰围太粗的话，就一定要注意内脏脂肪过高的问题。

内脏型肥胖有几个危险信号，也可以作为判断参考依据。例如家族中有高血压、糖尿病、冠状动脉硬化病史的人要特别小心，如果自己本身不运动、发胖的速度比以前快，感觉走路、爬楼梯会气喘、有无力感，这些情况已经不仅仅会让你看起来胖而已了，还会有致病的危险。一定要非常小心，并且尽快改善这些情况！

试着抓一下你腰腹的两侧，如果可以捏出厚实的肉，代表你的排毒功能不好，身体内累积了太多毒素，腹部已经累积了顽固的脂肪，身体因而自动在腹部形成一圈脂肪，变成"米其林"身材。

内脏型肥胖的形成与生活习惯有很大的关系。特别爱吃高糖、高油脂食品及油炸食品，还有爱喝酒，都会让你的内脏囤积过多脂肪。内脏运作变缓慢，下半身就会肿大，在不知不觉间，体重便超重了。

一旦体重超标，身体又没有足够的肌肉来帮忙分担身体的重量，还会增加腰脊的负担。在这种情况下，皮肤还会随着年龄增加而加速老化，失去光泽、弹性，还没到老年阶段，整个人已是老态龙钟，体形非常松垮，整个人好像提前老了10岁。

内脏型肥胖的人因为喜欢吃重口味食物的关系，经常会觉得渴、觉得累、头昏、记性差。这些现象都提示你内脏脂肪开始在一点一滴侵蚀你的健康了。这类肥胖的人，一定要把内在健康调理好，才能散发出优雅的气质。

内脏型肥胖的人，一定要慎选每一口食物，酒精饮品更要避免！因为此时的身体不仅是肥胖的体形，而且是生病的体质了。所以三餐要摄取均衡的营养素，特别是能帮助身体排出毒素的膳食纤维绝对不能少，可以从深色蔬菜中加强摄取。

其次，内脏型肥胖的人，一定要做心肺有氧运动项目来促进肺功能，并燃烧体内多余的脂肪，这样可以锻炼身体各部位的肌肉群。如果每块肌肉能够燃烧的卡路里能超过身体囤积的脂肪，就能够形成易瘦的体质，人就能渐渐瘦下来。

当心肺功能提升之后，可以再做一些简单的重量训练，例如长毛巾或弹力带就是雕塑身材的好道具，对核心肌群的训练尤其有帮助。核心肌群是位于腹部和下背部的下半身肌肉，正好是内脏型肥胖的人有问题的部位。人在完成走、跳、跑、蹲下、弯腰、坐等动作时几乎都要依靠核心肌群来平衡身体，支撑脊柱。所以我设计了很多扭转腰部的动作，这些动作可以锻炼腹部肌力，帮助你变得更结实，练出好看的腹部人鱼线、马甲线。

解 决 方 法

{ 去脂倒立式 }

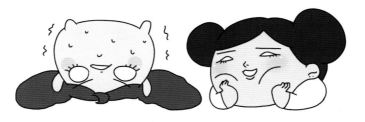

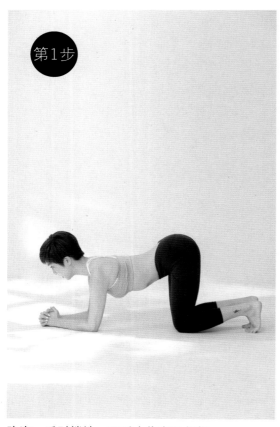

跪姿，手肘撑地，双手十指交叉相握。

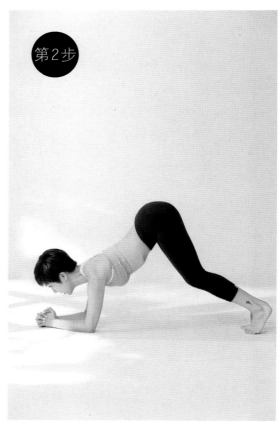

缓慢吐气，膝盖慢慢离地。重量放在手肘上，上臂尽量与地板呈 90 度角。

次　　　数▎每次做 1 ～ 2 回，每回停留 2 ～ 3 次呼吸。

节　　　奏▎慢—慢—慢。

效　　　果▎加强代谢，训练腰腹部线条；促进内脏循
　　　　　环代谢。

辅 助 器 材▎无。

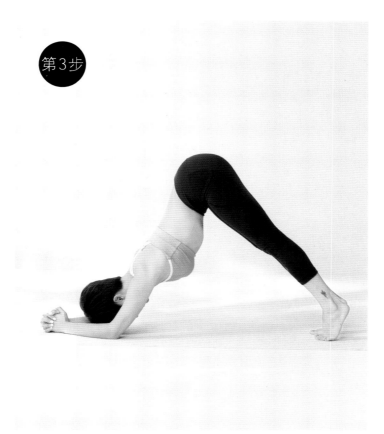

第3步

重量放在手肘上，臀部向上伸展，背部挺直，不可拱背，眼睛
看向斜前方，保持 2 ～ 3 次呼吸。

{ 燃烧内脏脂肪 }

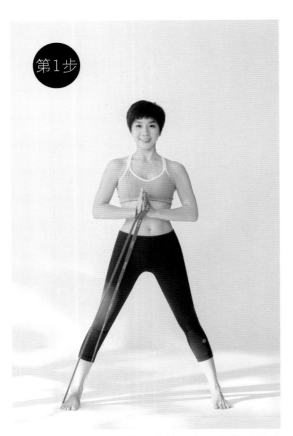

第1步

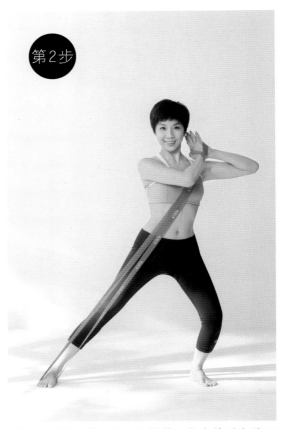

第2步

保持站姿，双脚打开约一步的距离，身体重心维持在中心点。右脚踏住弹力带（或长毛巾），双手握住弹力带（或长毛巾）两端预备。

吐气，左腿弯曲，手向上拉伸，将身体重心移至左边。

次　　数 ▎需要提振精神时进行，左右各做一下为一回，每回停留 3 ~ 5 次。

节　　奏 ▎慢—快—慢—快。

效　　果 ▎加强下半身代谢，帮助脂肪燃烧，帮助内脏排毒。

辅 助 器 材 ▎弹力带或长毛巾。

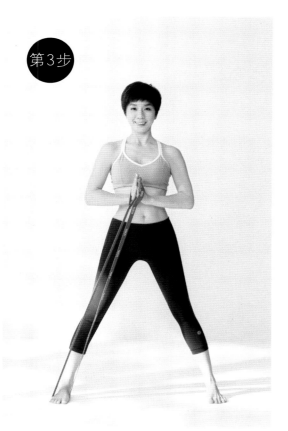

第3步

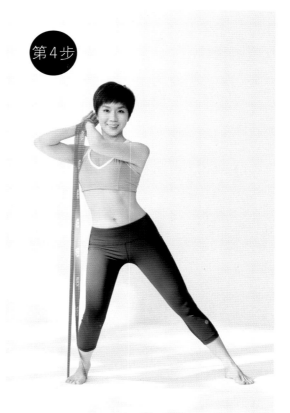

第4步

吸气，回到预备位置，身体重心回到中心点。

吐气，右腿弯曲，手向上拉伸，将身体重心移至右边。

｛ 加速内脏排毒 ｝

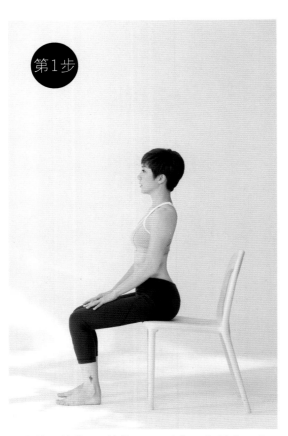

第1步

坐在椅子前缘1/3的位置，双脚打开与骨盆同宽，手掌轻放于大腿上。

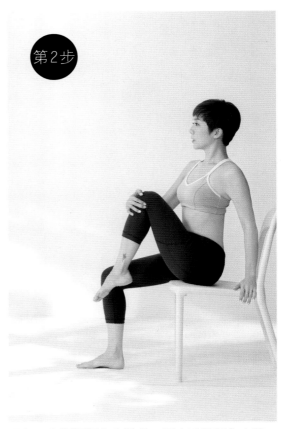

第2步

吸气，左腿慢慢向上抬升，用右手轻握住左膝，身体保持一条直线。

次　　　数▎上班时随时可以练习，左右各做一次为一回，
　　　　　每回停留 4 ~ 5 次呼吸。

节　　　奏▎慢—慢—慢。

效　　　果▎加速新陈代谢，帮助肝脏排毒，消除腰、腹、
　　　　　背部赘肉。

辅 助 器 材▎椅子。

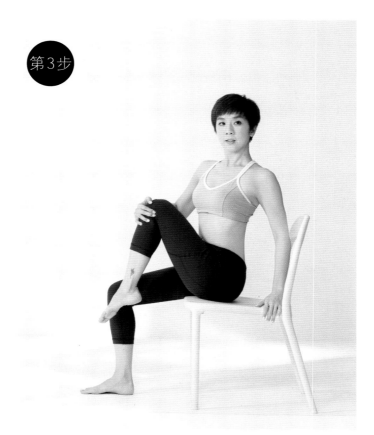

第3步

吐气，腰部向左侧转动，上半身保持挺直，停留 4 ~ 5 次呼吸，
换另一侧继续做。

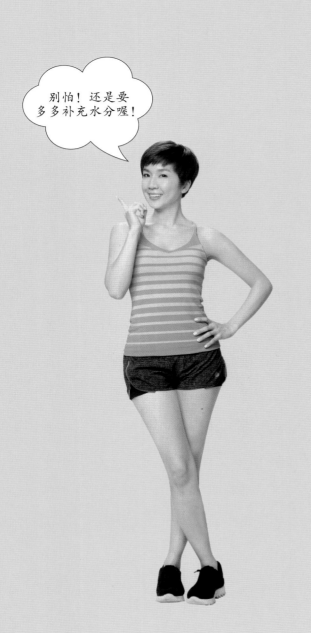
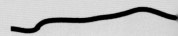

喝水也长游泳圈。

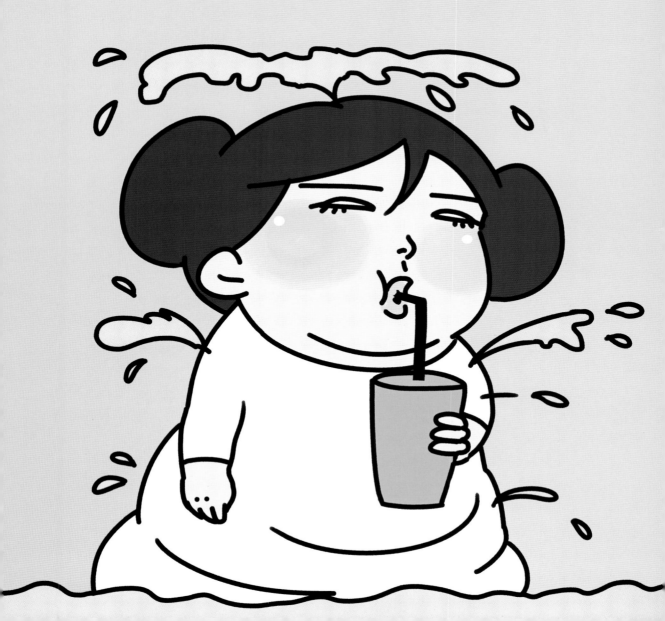

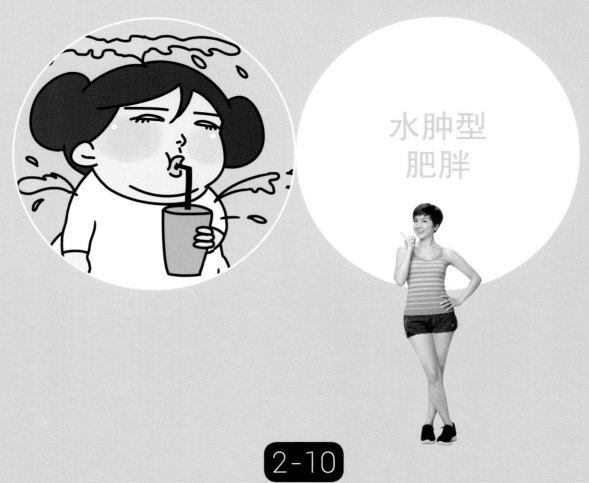

水肿型
肥胖

2-10

超冤枉！
连喝口水也会胖？

优雅地让水桶腰变成小蛮腰

很多女生被身体水肿所困扰，她们甚至会说："我连喝水也会胖！"

真的是这样吗？

水肿形成的原因，是身体的水分及钠在代谢上产生了异常，使得身体组织间的液体异常存留。有些水肿明显到肉眼就看得出来，比如脸部、臀部、小腿这些最容易水肿的部位，有时用手按压会凹陷下去，久久无法恢复正常。

有水肿问题的人，总担心喝水会发胖而不敢喝水，这是不对的观念。越是担心水肿问题越要正常地喝水。因为身体在缺水的情况下，反而会把水分储存起来，造成毒素无法排出，水肿的问题就会更严重。除此之外，还需从加大运动量着手，通过运动来促进淋巴排毒，瘦身成效会更显著。

很多女生经常久坐、穿高跟鞋，活动量不足导致她们的新陈代谢变差、下半身循环不良，这样也会引起水肿。若再加上长时间在室内吹冷气，更会让体内的汗排不出去，加重水肿问题。所以务必要多做运动来改善身体状况。

肌肉下方，腋下、膝窝、胯下这几个部位，是身体主要的淋巴群所在的部位，而法式慢运动会让这些部位不容易水肿。接下来，我在本节将提供刺激淋巴的动作，帮助你加强排毒及促进体内水分代谢。

Analysis

　　水肿型体质的人，大多肌肉松软不实，按压小腿内侧会有压痕，也有明显的压痛感。有些水肿情况较严重的女生，在月经前后，或同一天的上午及下午等时段，体重就会出现一些波动，有时候还会感觉身体酸痛。早上起床时，她们的脸部也很容易浮肿，甚至还会挂着一双惊人的"泡泡眼"。

　　一般来说，造成水肿型体质的主要原因，在于平常的活动量不足。这一类型的人就算吃得很少，还是容易发胖，所以才会有"喝水也会胖"的错觉。

　　如果你也有上述的困扰，那么就要特别小心了！一旦出现水肿的情况，代表你的代谢系统出了状况，要开始变胖了。这是一个很重要的警报！有些人水肿是因为生病，但一般人多是新陈代谢不好所造成的。虽然有人会利用喝黑咖啡、按摩等方法来消水肿，但那些方法毕竟治标不治本，脸或许可以暂时小一些，但终究还是会再胖回来，身体肥胖的根源依然存在。

Method

恼人的水肿是由于体内水分代谢及淋巴排水功能变差，血液循环不良所导致的。只要增加活动量，加速新陈代谢，促进淋巴排毒，就可以帮助改善水肿问题。

水肿的女生回到家里不妨做些简单的拉筋动作，甚至可以用38℃的温水泡半身浴，如果再搭配法式慢运动，运用长毛巾、椅子来伸展下半身，效果会事半功倍。另外，上班时可经常按摩小腿内侧、脚踝骨上缘的地方，这些动作也有助于消水肿。

容易水肿的女生，饮食上也要很注意。不可以吃太重口味的食物及零食，否则容易让身体"上火"、体质变虚，加重水肿现象。甜食也需避免，饮食中的盐分不可过高，尤其是晚上要吃得清淡一些，隔天起来才不会浑身水肿。也不要常喝冷饮、酒类或吃冰淇淋，否则除了会降低人体基础代谢率，导致脂肪容易囤积外，更会导致体内的废物及水分滞留，出现更严重的水肿现象。最好多摄取天然食材，例如玉米须、牛蒡、薏仁、芦笋、冬瓜、黑豆、姜、韭菜，都是有助消除下半身水肿的好食材，还可补气、提神。

解决方法

刻画精瘦马甲线

（勇士式）

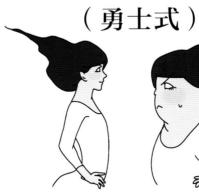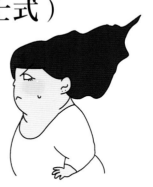

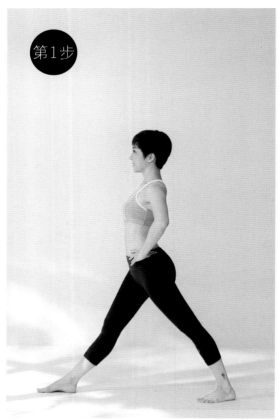

第1步

双手叉腰，左右腿打开一大步，双腿膝盖保持伸直，骨盆维持在中线位置不歪斜，吸气预备。

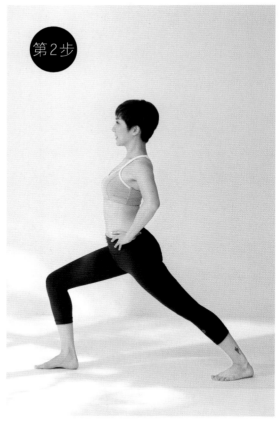

第2步

吐气，前腿屈膝，膝盖不要超过脚尖，上半身挺直。

次　　数 ▎早上或晚上练习，左右各做一下为一回，每
回停留 5 ~ 6 次呼吸。

节　　奏 ▎慢—慢—慢。

效　　果 ▎排除全身性水肿，促进全身淋巴排毒。

辅 助 器 材 ▎无。

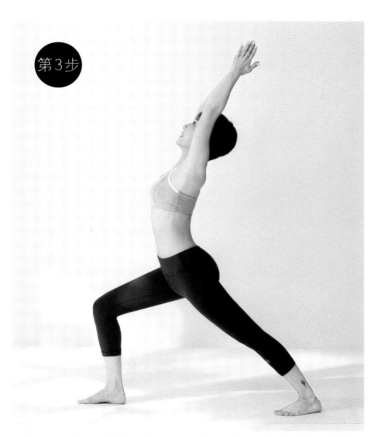

第3步

吸气，双手向上伸展，手心相对，胸口朝上，眼睛看向天花板，
保持呼吸。

强化下半身代谢力
（扭转式）

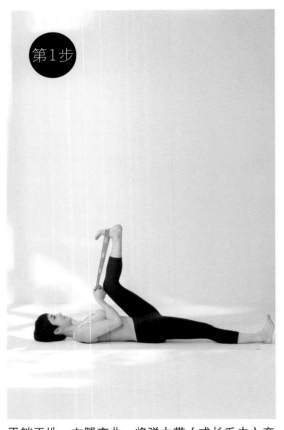

第1步

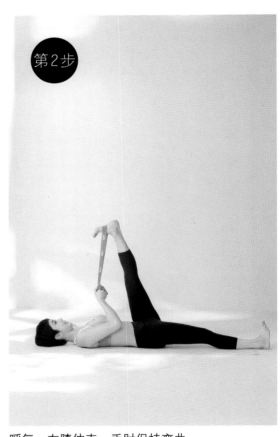

第2步

平躺于地，左腿弯曲，将弹力带（或长毛巾）套过左脚脚底，用右手勾住。

呼气，左膝伸直，手肘保持弯曲。

次　　　数 ▍睡前练习，左右各做一下为一回，每回停留5～6次呼吸。

节　　　奏 ▍慢—慢—慢。

效　　　果 ▍加强下半身代谢，改善久坐、久站、穿高跟鞋造成的水肿现象。

辅 助 器 材 ▍弹力带或长毛巾。

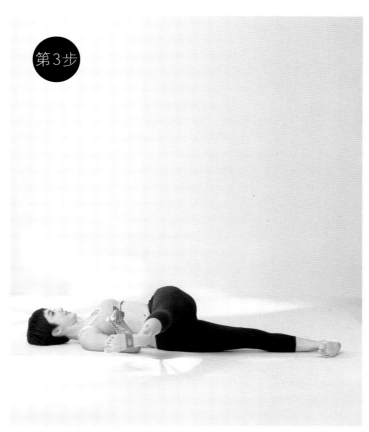

第3步

缓慢吐气，上半身不转，只让下半身转动，慢慢把左脚尽可能地往右侧地板放，感觉下半身肌肉被伸展开来。保持3～5次呼吸再换另一侧做。

{ 消除脸部水肿 }

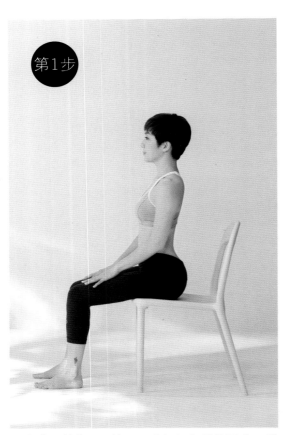

坐在椅子前缘 1/3 处，双脚打开与骨盆同宽，手掌轻放于大腿上。

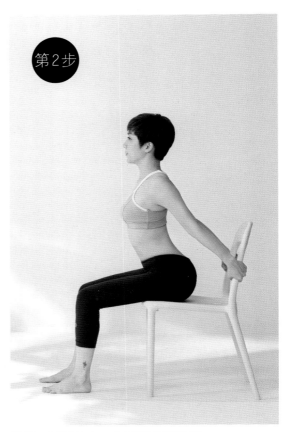

吸气，双手伸直，向后握住椅子背。

次　　数 ▎在上班的空当随时练习，每次做 2 ~ 3 回，
　　　　　每回停留 3 ~ 5 次呼吸。

节　　奏 ▎慢—慢—慢。

效　　果 ▎加强上半身循环，改善腰酸背痛，舒缓肩颈
　　　　　僵硬，消除脸部水肿，瘦脸。

辅助器材 ▎无。

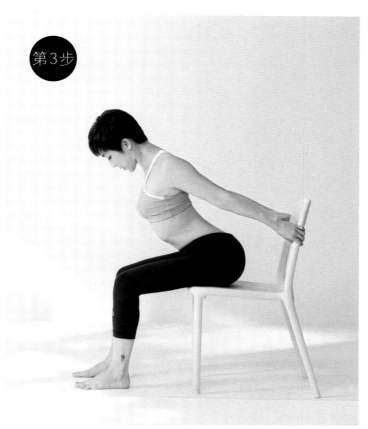

第3步

吐气，身体斜向前伸展，手抓住椅背，下巴靠近锁骨，停留 3 ~ 5 次
呼吸。

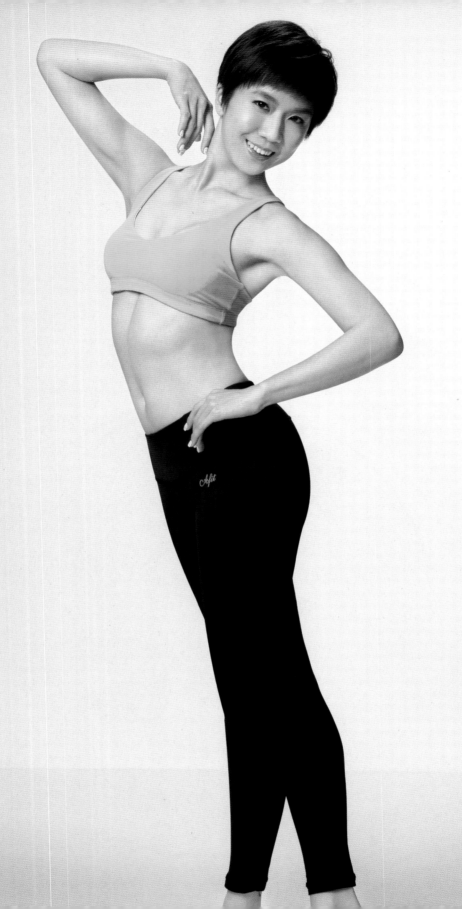

第3章

优雅瘦！

养成好习惯，
明天过后就变瘦！

◆

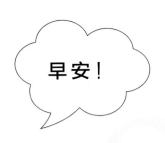

早安!

早安!唤醒全身的每一寸肌肉

　　早上起床后,最适合做的运动就是简单的法式慢运动了。因为早上刚醒来,身体体温及代谢都还处在低点,且各项功能正要慢慢苏醒、启动,这时候如果做太剧烈的运动,神经会无法快速传达到肌肉,因此很容易造成肌肉受伤。

　　因为法式慢运动本身含有非常多的伸展动作,不会让人大汗淋漓却可以充分拉长肌肉,若再搭配深层呼吸法,还能让身体代谢逐渐加快。有下半身肥胖问题,又想要瘦得更快的女性朋友,建议还可以在服装上下功夫,例如可以穿上给下半身加压塑形,有提臀、塑腿、收紧腹部效果的塑形裤来提高瘦身成效。目前市面上的塑形裤品种繁多,功能也多种多样,有的还添加了金属材质,可以增加清凉感,在炎热的夏天帮助肌肤透气,舒适度及瘦身效果非常好。而且,有些塑形裤的款式设计得相当好看,不仅可以在运动的时候穿,更可以当成一般外出的裤子穿出门。平常穿上这种塑形裤,随时都有在运动的感觉,却不会紧绷不舒服,身形无形间也变得漂亮了。

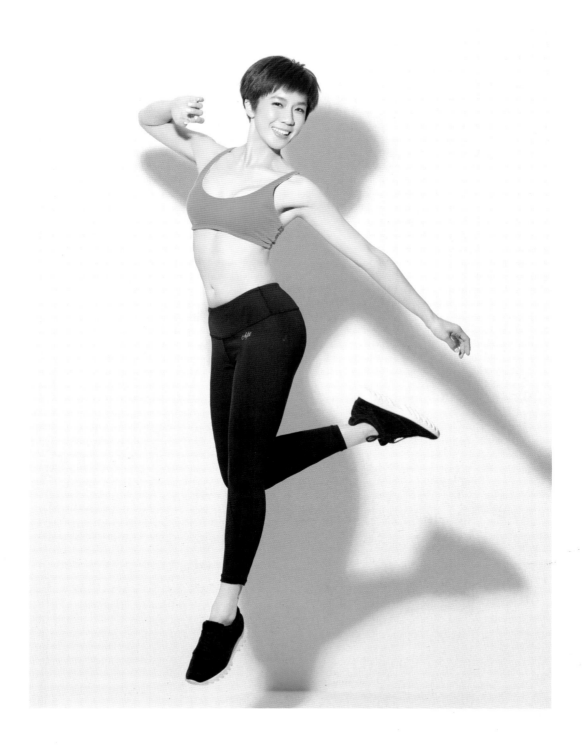

第3章

优雅瘦！养成好习惯，明天过后就变瘦！

　　饮食方面，我习惯在早上空腹时先吃燕窝来做身体内部的保养。因为随着年纪的增长，胶原蛋白会不断地流失，对爱美的女生们来说，最值得投资的保养品当属燕窝了。我自己每天早上会在空腹时饮用 1 ~ 2 匙燕窝。选择燕窝时要注意品质。优质的燕窝可以帮助肠胃蠕动、增强免疫系统功能，并为身体补充天然的钙、铁、磷、锌、钾等人体极需要的营养素，其中丰富的胶原蛋白更能帮助肌肤保持弹性，不易松垮下垂，让人容光焕发。我从怀孕前开始吃燕窝，怀孕期间也照常食用，一直到现在十多年了，我都没有骨质疏松或者掉头发的问题。夏天的时候，我会将燕窝加入蜂蜜水中一起食用，肠胃的功能会变好，也不会有便秘的困扰，对身体健康有很好的加分效果。

　　运动过后，早餐别忘了吃营养丰富的食物。有饱足感又有营养价值的糙米饭、含 DHA（二十二碳六烯酸）的鱼类、含多种膳食纤维的深绿色蔬菜、不饱和脂肪酸含量丰富的酪梨，这些优良食品对女性的健康都有很大的帮助。

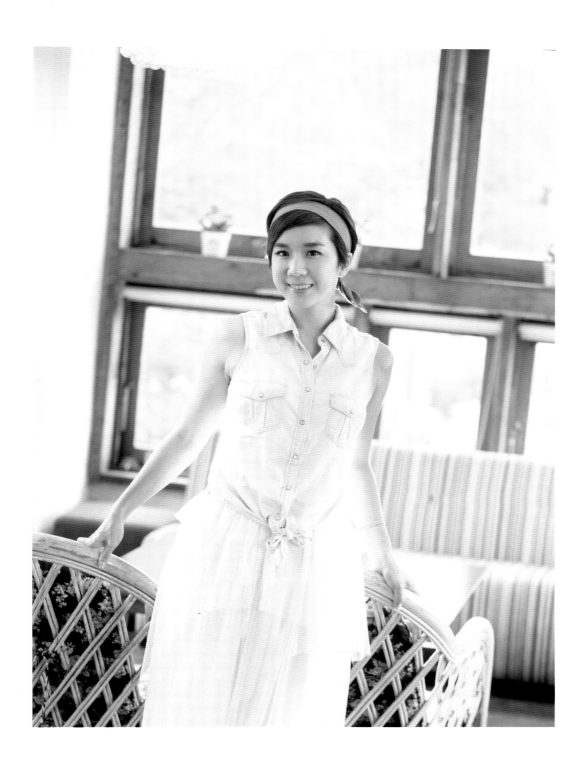

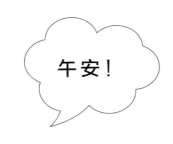

午安！懂得吃，才能瘦得快乐又健康

　　要怎么吃才能优雅瘦呢？绝不是用极端的方式节食，而是要找"对"的东西吃，并且要用对的方法吃；不但三餐都要吃，午餐更是要吃得多吃得精。以下我提供了四个简单的午餐进食原则供大家参考：

1 随时准备健康食物，只吃健康食物。人在肚子饿的时候，往往容易胡乱吃进垃圾食品，比如加工食品中就含有化学添加剂，吃下肚会扰乱新陈代谢，造成身体负担及危害健康。因此，平常我的冰箱、橱柜里都会准备一些能够快速烹调的健康食材，以避免自己在肚子饿的时候，忍不住就吃进太多不健康的食品。好的饮食习惯一旦养成，你会发现身体逐渐变轻盈，瘦身就不再是件痛苦的事情了。

2 养成先吃肉类及油脂类，再吃淀粉类的饮食习惯。因为肚子饿时若先吃淀粉类食物容易让血糖一下子升高，血糖浓度快速上升会导致胰岛素大量分泌，胰岛素一分泌就会转成脂肪细胞被储存起来。所以饿的时候千万别直接往嘴里胡乱塞饭团、面包这类精制的淀粉类食物，以避免脂肪快速累积，体重直接往上飙。

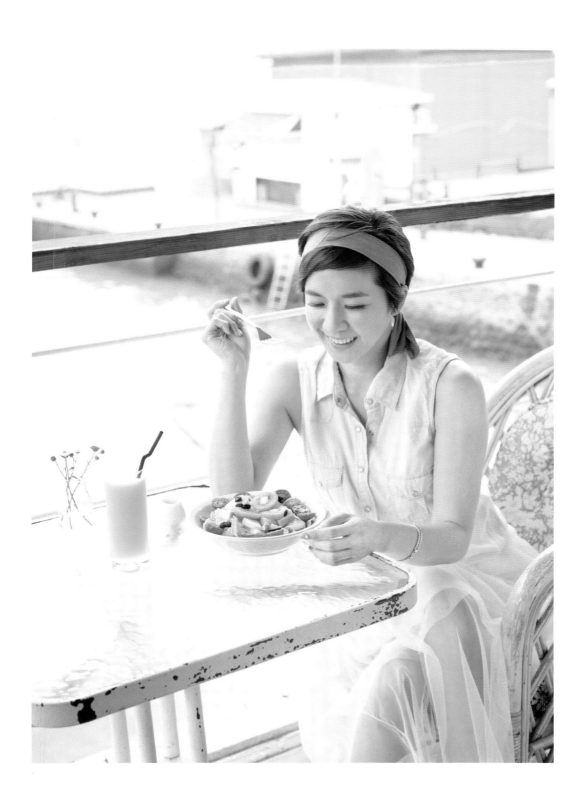

第3章

优雅瘦！养成好习惯，明天过后就变瘦！

3 养成"幸福饮食"的好习惯。保持开心的进食态度，把每一次吃东西的时间当成是一段开心的时光，用最好的心情把食物吃进去。当身体开始习惯吃天然、健康的好食物之后，体质也会自然而然地变成易瘦体质。

4 避开过度精细化的食物。多吃天然、高纤的食物，避免食用像饼干、比萨、汉堡这类精细化的食品，因为这类食品不仅营养成分不足，也容易让血糖振荡，吃进身体里大部分会转化成脂肪。特别是现代女性压力大、工作忙，如果再吃进很多精制的食物，除了容易发生便秘，毒素也会不断累积在体内，进而囤积成导致肥胖的脂肪。

此外，多多喝水，为身体补充充足的水分也是相当重要的。但是补水过多时，又容易有产生水肿的担忧，我建议每天可以煮红豆水或玉米须水随身带着喝。玉米须水排湿、利水的效果非常好，早在农业时代就是老人及主妇们经常煮来喝的天然消肿饮品。现代人工作忙碌，不方便自己煮水的话，也可以直接购买现成的玉米须茶。因为是携带包，所以只要加水冲泡就可以随时饮用了！想当个漂亮的女生，就要特别留意内在的调养。少喝不健康的饮品，多饮用能促进代谢的茶饮，才能让肌肤透亮，全身散发优雅气息。

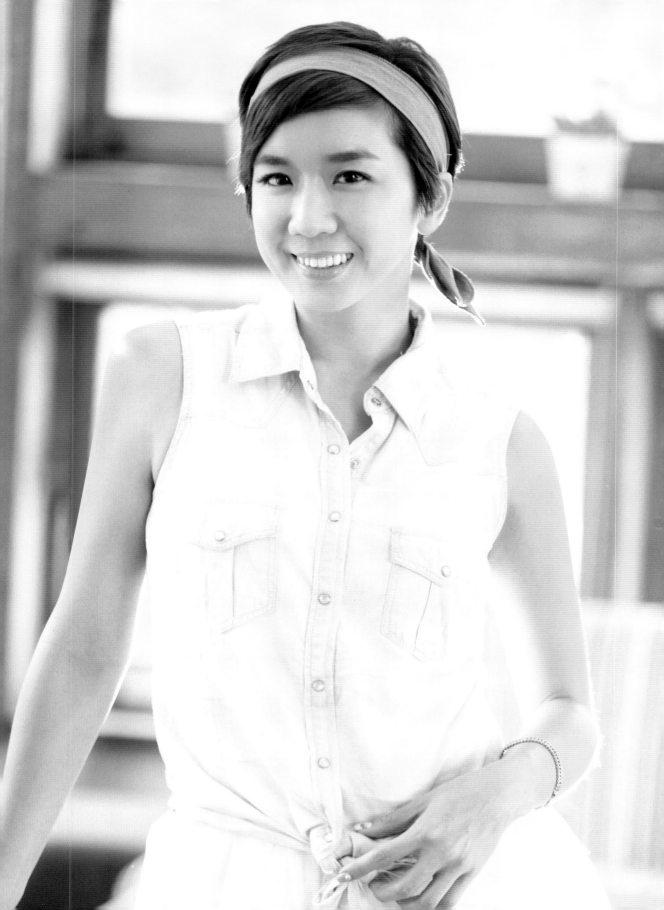

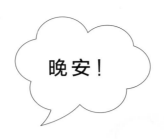

晚安！

晚安！让身体一边放松一边瘦

要让身体一边放松一边瘦！到了晚上，身体已疲累了一整天，这时候身体最需要的是放松、舒缓。所以在饮食方面，晚餐一定要避免高油脂的食物，以免给肠道造成负担，可以的话就以清淡饮食为主。晚上的肠道运作较缓慢，所以晚餐最好在睡前4小前食用，吃过晚餐就不要再吃消夜，尽量让肠道有休息的时间。

除了饮食之外，睡眠与瘦身也有着绝对的关系。有好的睡眠习惯与质量，就会有好的瘦身效果。因为优质的睡眠能够促使人体分泌生长激素和皮质醇，进而产生瘦身的效果。皮质醇能帮助人体分解脂肪与糖分，使人不容易形成易胖体质。相反的，睡眠不足会导致控制食欲的激素"瘦素"分泌量减少，这样人就会一直有想吃东西的欲望。有好的睡眠质量，才有规律的自律神经，身体不易疲累，情绪较不易受到影响，免疫力也较好。

想要有良好的睡眠质量，可以试着在睡前避免看电视、手机、数码产品，并且最好提前一小时就把室内灯光调暗，用精油为身体好好地按摩，让紧绷一整天的肌肉得到放松，并运用深层的腹式呼吸法帮助入睡。我自己非常喜欢也习惯用精油来达到舒缓及瘦身的目的。可以选择将葡萄柚、丝柏、杜松果、甜茴香、天竺葵等专门用来瘦身、排水肿的精油搭配使用。葡萄柚油能促进淋巴循环，帮助消除水肿；

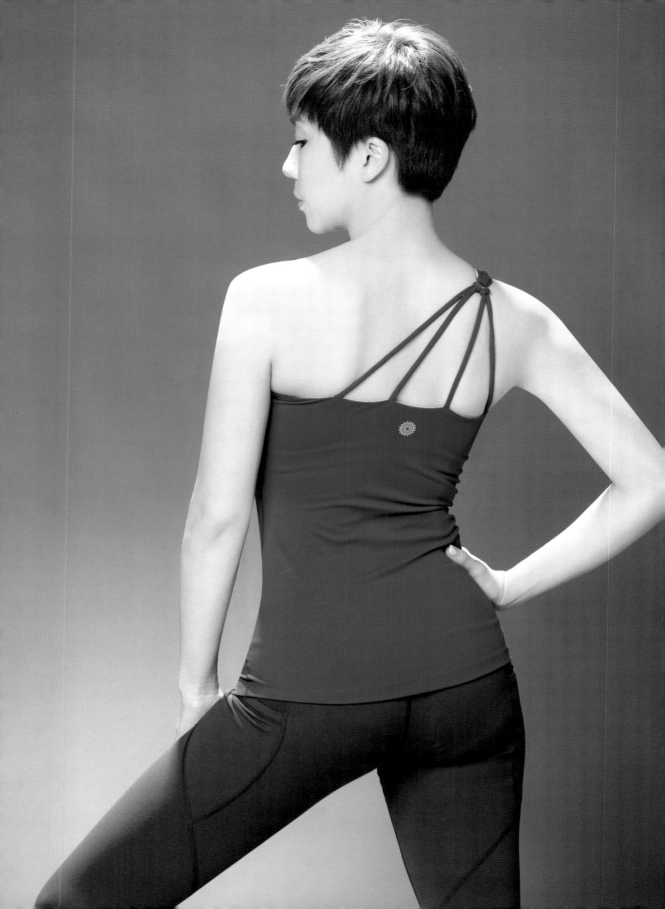

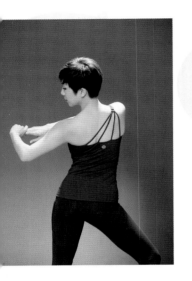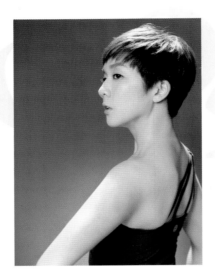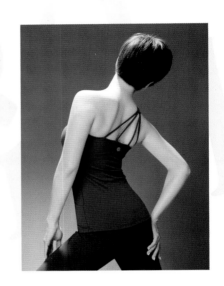

丝柏油能调理全身的水分平衡；杜松果油能够促进肝脏排毒，帮助排除体内堆积的毒素；茴香油能清洁身体，帮助身体排毒减肥，还有解毒的功效；天竺葵油可以清除体内毒素，还有利尿的效果，能帮助排出体内多余的水分。如果觉得自己调配精油太麻烦，也可以购买品牌的瘦身专用按摩油。我建议在睡前涂抹，可全身使用后，再加强按摩下半身，有减少水肿的作用，也能够帮助入眠，让你睡得更沉。

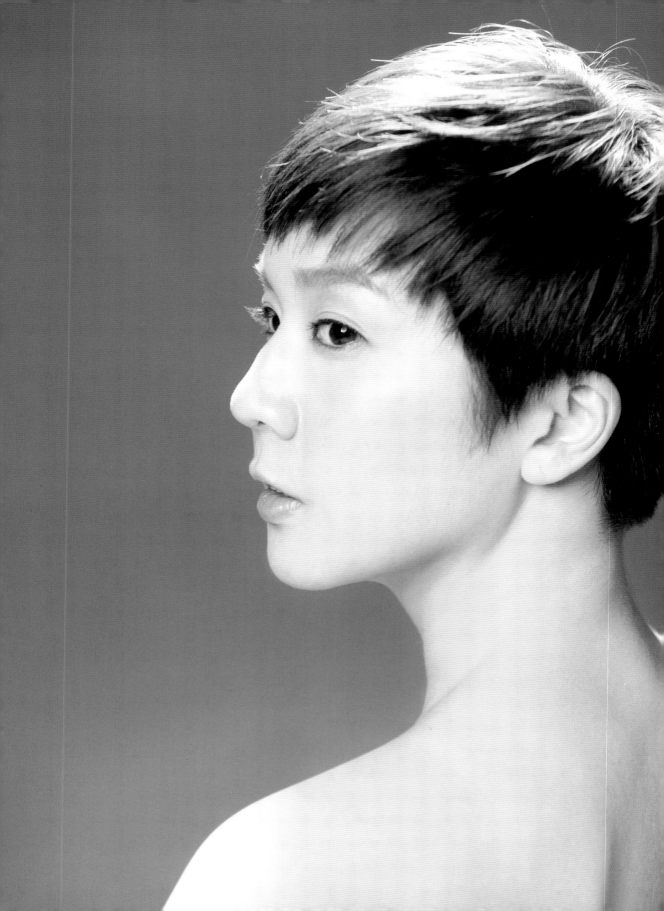

Behind the
Scenes——幕后花絮

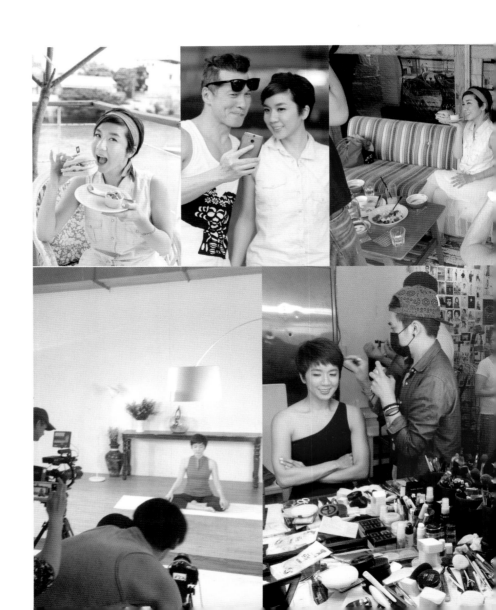

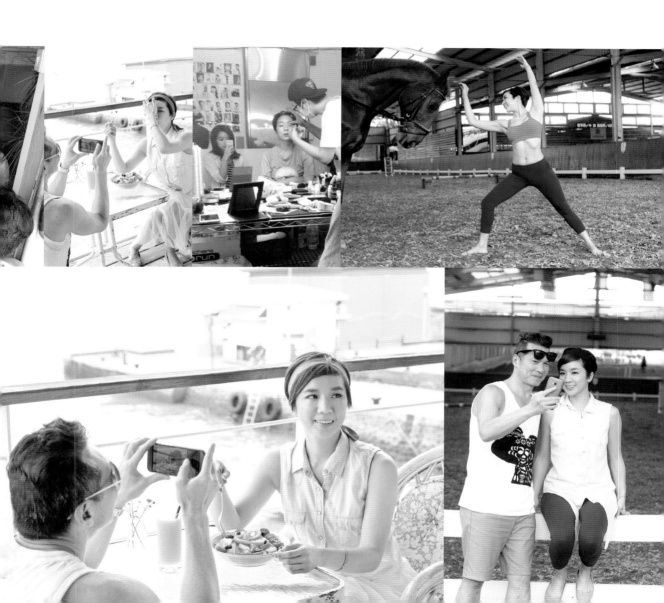

图书在版编目（ＣＩＰ）数据

瑜伽女神：优雅瘦 / 黄露慧著. —— 青岛：青岛出版社，2016.7

ISBN 978-7-5552-4380-9

Ⅰ.①瑜… Ⅱ.①黄… Ⅲ.①瑜伽 – 减肥 – 基本知识　Ⅳ.①R214

中国版本图书馆CIP数据核字(2016)第177160号

本书简体中文版由尖端出版社授权青岛出版社独家出版。

山东省版权局版权登记号：图字15-2016-128

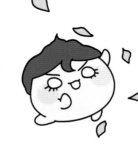

书　　　名	瑜伽女神：优雅瘦
著　　　者	LuLu（黄露慧）
出 版 发 行	青岛出版社
社　　　址	青岛市海尔路182号（266061）
本 社 网 址	http://www.qdpub.com
邮 购 电 话	13335059110　0532-85814750（传真）　0532-68068026
策　　　划	刘海波　周鸿媛
责 任 编 辑	曲　静
特 约 编 辑	刘百玉
制　　　版	青岛艺鑫制版印刷有限公司
印　　　刷	青岛嘉宝印刷包装有限公司
出 版 日 期	2016年10月第1版　2017年3月第2次印刷
开　　　本	16开（890毫米×1240毫米）
印　　　张	10.5
字　　　数	100千
图　　　数	150幅
印　　　数	8001~11000
书　　　号	ISBN 978-7-5552-4380-9
定　　　价	39.80元

编校印装质量、盗版监督服务电话　4006532017　0532-68068638
印刷厂服务电话　0532-83806662
本书建议陈列类别：美体瘦身类

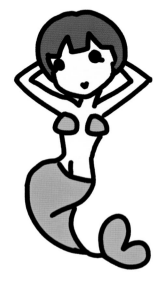

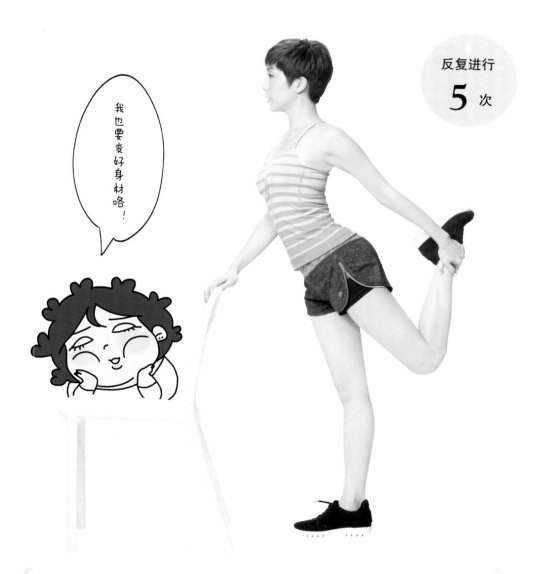

反复进行

5 次

我也要变好身材咯！

右手轻握椅子上缘，左手抓左脚脚踝。左脚往后推动，以脚板力量推动手部，感觉背部肌肉群被延展，保持3~5次呼吸再换另一边做动作。

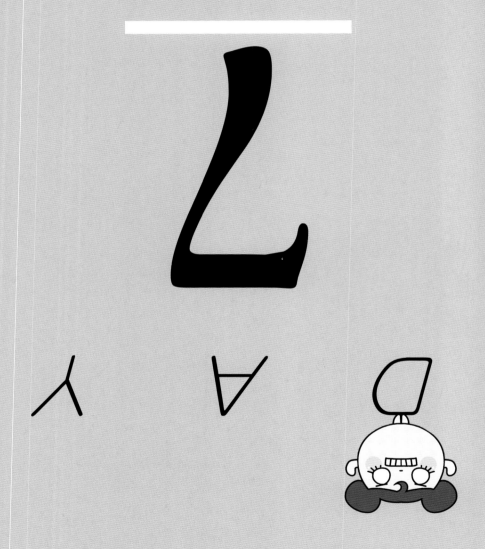

加~油！

反复进行

5 次

{ 手扶椅子，脚慢慢往后走，膝盖伸直、双脚保持平行。双手延伸，背部整个
延展，保持3~5次呼吸。 }

9

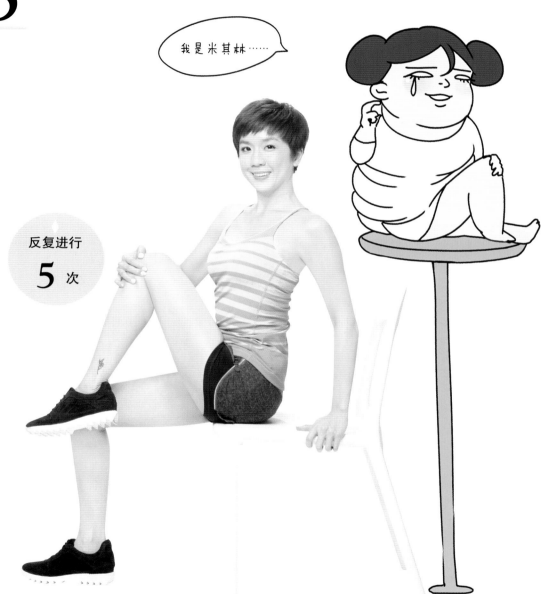

坐在椅子前1/3处，左腿慢慢抬升，右手轻握左膝，腰部向左转动，上半身保持挺直，停留4～5次呼吸，换另一边继续。

5

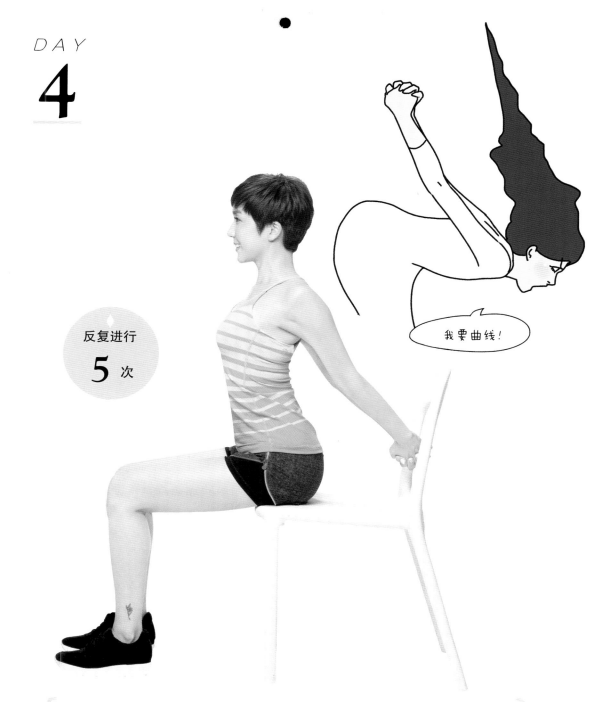

反复进行

5 次

我要曲线!

坐在椅子前方1/3处，双脚打开与骨盆同宽，双手十指交扣往后伸直，胸口
向上挺起，停留3~5次呼吸。

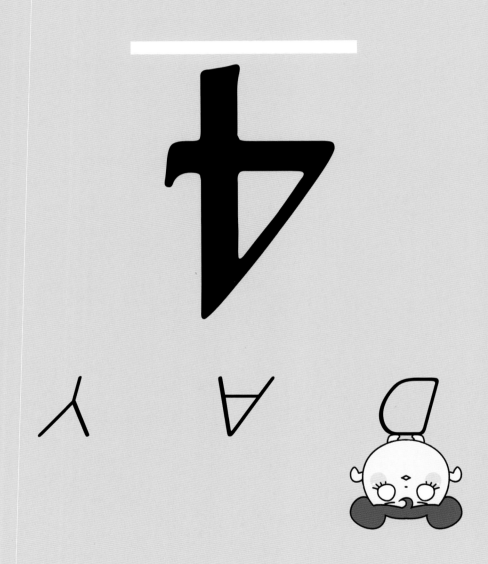

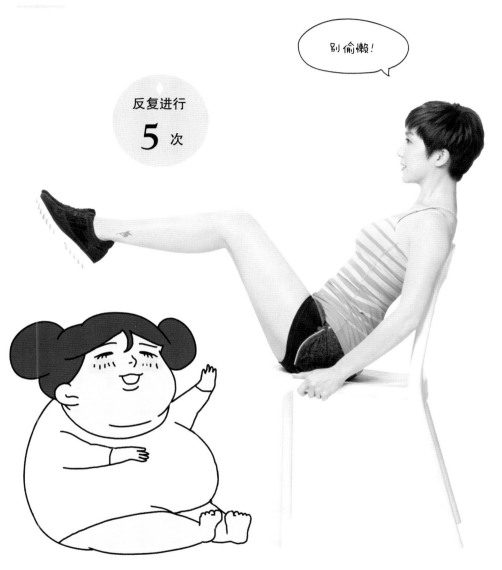

别偷懒！

反复进行
5 次

双手抓住椅子，慢慢吐气，身体保持直立靠在椅背上。双脚慢慢抬起，双腿膝盖并拢，保持呼吸3~5次。

DAY 3

DAY

2

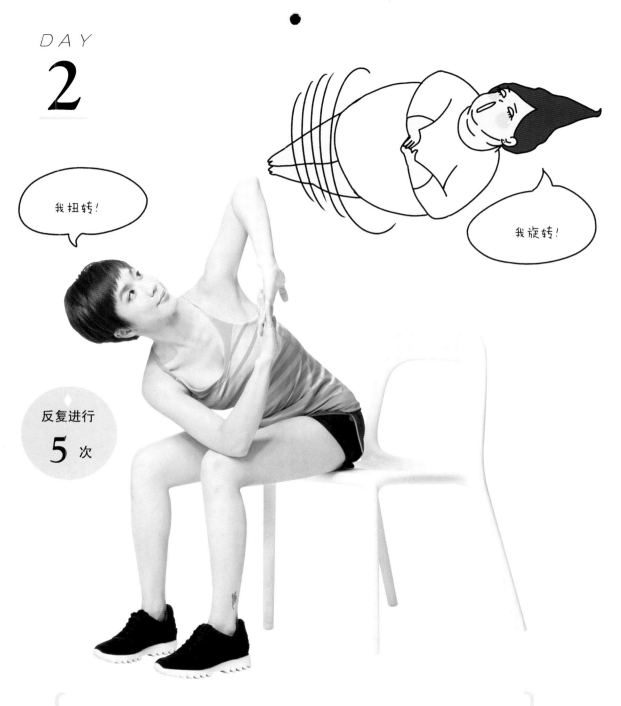

我扭转！

我旋转！

反复进行

5 次

坐在椅子前1/3处，身体往左边扭转，右手手肘放置于左膝盖外侧，手肘上、下延伸，手指交叉。保持3~5次呼吸，再换另一边做。

乙

人　　夕　　口

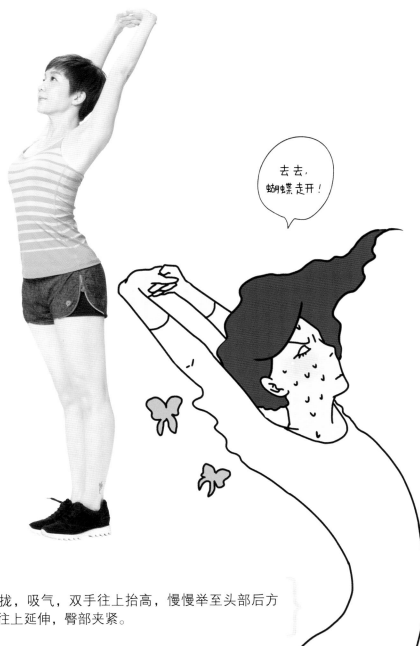

去去，
蝴蝶走开！

反复进行
5 次

双腿直立并拢，吸气，双手往上抬高，慢慢举至头部后方
交叉，全身往上延伸，臀部夹紧。

I

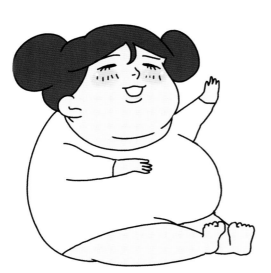

优雅瘦

轻运动周历

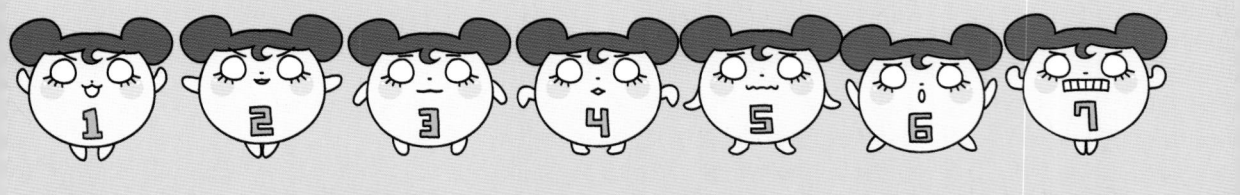